オールカラー

大阪市立十三市民病院がつくった
# 新型コロナウイルス感染症
もっと 対応 BOOK

## 重症化を防ぐアセスメントと治療・ケア

監修 西口 幸雄　編著 白石 訓　森坂 佳代子

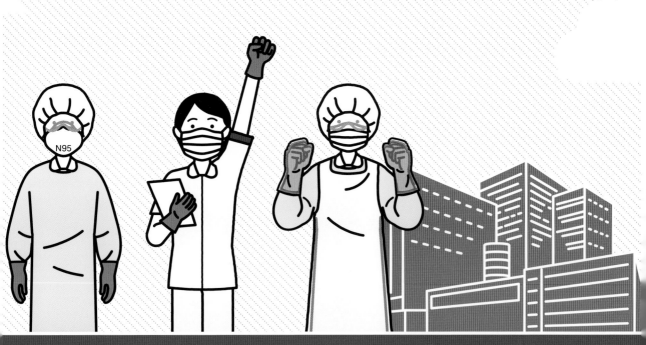

照林社

# 国内初の "COVID-19専門病院" として
# 実際に経験した患者対応をまとめた本です

　大阪市立十三市民病院が2020年5月1日に国内初のコロナ専門病院になってから、早や半年が経過しました。感染症の専門医がいない十三市民病院でも立派に新型コロナウイルス感染症（COVID-19）患者の診療、看護ができ、続けられています。職員の頑張りに敬意を表します。

[十三市民病院の半年]

| | |
|---|---|
| 3月初旬 | 結核病棟をCOVID-19病棟にするよう行政より指示あり |
| 4月7日 | 政府による緊急事態宣言 |
| 4月14日 | 大阪市の松井一郎市長が十三市民病院をCOVID-19陽性患者の中等症専門病院にすることを表明 |
| 5月1日 | COVID-19専門病院として稼働開始 |
| 5月25日 | 政府による緊急事態解除宣言 |
| 7月27日 | 外来診療を一部再開 |

　5月下旬から6月上旬にかけてCOVID-19患者は減少し、当院の入院患者も2～3人といった状況でした。一般の診療を休止していたので、医師も看護師もあまりすることがなく、モチベーションが低下し、仕事をする目標が消えかかっていました。医療従事者として、自分たちの得意とする診療、看護を行いたいのです。何か手を打たなければと、一般診療を再開することにしました。

　大阪市の了解を得たり、閉じていた外来を始めるための準備が必要になりました。あいにく6月中旬からはCOVID-19の第2波が来ており、7月には感染者は増加の一途をたどっているところでした。一般患者に感染させたらどうするんだ、と反対もありましたが、地域住民のため、そして職員の離職を防ぐために、感染対策に万全を期し、7月27日に一般外来を再開しました。

　一般外来の再開後は感染者が増え続け、当院でも最多で1日47名のCOVID-19患者が入院していました。今は第2波が終わりきらないまま、第3波が急激に押し寄せ、どこまで患者数が増えてしまうのか、医療現場は緊張の毎日です。感染管理には一層気を配り、一般とCOVID-19の患者さん双方に対応しています。

7月31日に『十三市民病院がつくった　新型コロナウイルス感染症［COVID-19］対応BOOK』を出版しました。院内感染を防ぐ方法をまとめたマニュアルです。非常に好評で、いろいろなところから問い合わせがありました。全国の医療従事者の皆様方の関心の高さがうかがえます。特に介護施設で働かれている方々にはわかりやすいと好評でした。

　発売と同時に、「実際の症例はどんな経過でよくなっていくのか？」「どんな経過で悪くなるのか？」「重症になっていく状況をいち早くつかむコツは？」「治療・ケアの具体策を示してほしい」などと言われました。当院のように多くのCOVID-19患者を受け入れていなくても、どの施設も数人のCOVID-19患者には対応しているからなのでしょう。

　本の発売からひと月少し過ぎたころから、続編としてこの本を書き始めました。すべて当院で実際に経験した症例です。読者の皆さんが経験される症例に似た状況もあるかもしれません。重症化を防ぐコツが生きてくるかもしれません。

　1冊目の本は主に感染対策を中心に、2冊目の今回は入院から退院までの治療・ケアの流れや症例、COVID-19の基礎知識などについて書いています。この2冊を読めば、COVID-19軽症・中等症患者の診療、看護に対応できると思います。

　まだ、ワクチンはできていません。これといった特効薬もありません。医療従事者はこんな中でもCOVID-19患者の診療をしなければなりません。本書がご自身の感染を防ぎ、同僚の感染を防ぎ、患者さんの早い治癒に、少しでも寄与できれば望外の喜びです。

2020年11月

大阪市立十三市民病院
病院長

西口幸雄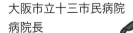

# 全国の看護師のみなさん、患者さんのために一緒に乗り越えていきましょう

　緊急事態宣言が出されてから半年が経ち、Go To トラベル、Go To イートなどが進められ、人の動きが活発になっています。しかし、医療現場では半年前と同じように、今日もCOVID-19の患者さんの治療や看護が続けられています。

　2020年4月14日に「コロナ専門病院になる」といわれてから、全職員で取り組み、今日まで何とかやってきました。当初は、不安とストレスで押しつぶされそうであった看護師たちも、少しずつCOVID-19について理解をすることで、落ち着いてきているようです。感染に対しての不安やストレスがなくなるわけではありませんが、この期間、院内で感染者が1人も出なかったことは、職員が公私ともに感染対策を徹底してきた頑張りの成果です。そしてそれは、自分たちの感染対策の自信にもなっていると思います。
　また、事務のスタッフが防護服やマスクなど必要なものが不足しないよう管理してくれたおかげで、全職員がCOVID-19と向き合い、感染防止に取り組むことができました。全国から寄せられた、励ましの言葉や支援の数々に、感謝の気持ちでいっぱいです。

　4月14日、師長を集めて、これは公立病院として果たすべき使命であることを説明しました。思ったより、師長たちが落ち着いて話を聞いてくれ、「部長、コロナの専門病院として、みんなのお手本にならないと、ですね」と言ってくれた師長たちの心強い言葉に勇気をもらいました。この師長たちとならやれる！と思ったとおり、5月のスタート時には、看護師たちはコロナ専門病院として頑張ろうと前向きになってくれました。そこからは、先だって受け入れを始めていた結核病棟のスタッフに協力してもらいながら、マニュアル作りやシミュレーションと、大忙しになりました。しかし、緊急事態宣言もあり、患者数が減りはじめ、準備してきたことが活かされず、看護師たちの苛立ちが募ってきていました。

そんな中、ゾーニング工事を終了した7階病棟にはじめての患者さんが入院となりました。それまでの暗い表情が一変、生き生きと目を輝かせて患者さんの看護をする姿に、看護師としての原点を感じました。「患者さんの看護がしたい！」看護師として働く者の本質であり、心の声だったのだと思います。7月末から再び患者数が増えはじめ、高齢者の入院が増えたことで、ケアに困ることもありました。看取りも経験しました。そのたびに話し合い、試行錯誤しながらの毎日が続いています。

　スタッフは、普段ならできる多くのケアや援助が、感染予防のために十分にできないことのジレンマ、悔しさを抱えながら看護をしています。全国のCOVID-19患者の看護にあたる皆様はきっと同じ思いだと思います。この本では、それでも少しでも満足のいくケアや看護がしたいと、カンファレンスを重ねたことをまとめました。今回紹介しているのは、ほんの一部です。また、この内容がベストではなく、もっとよい方法があるのかもしれません。この本をきっかけに、情報交換ができ、よりよい看護につなげていけたらと思っています。
　これから冬を迎え、COVID-19は次の波が押し寄せてくる可能性があります。当院は、今までどおり試行錯誤をしながら、COVID-19の患者さんによりよい医療を提供し、砦としての役割を果たしていきます。
　全国の医療従事者の皆様が健康であることを願っております。共に、頑張っていきましょう。

2020年11月

大阪市立十三市民病院
看護部長

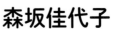 

# CONTENTS

# CHAPTER 3
# 病態別の治療とケア ································· 49

# CHAPTER 4
# COVID-19患者対応に
# 必要な基礎知識 ································· 白野倫徳　79

装丁・本文デザイン・イラスト・DTP制作：熊アート

# 編著者一覧

監修

西口幸雄　　大阪市立十三市民病院 病院長

編集

白石　訓　　大阪市立十三市民病院呼吸器内科 部長

森坂佳代子　大阪市立十三市民病院 看護部長

執筆
（執筆順）

白石　訓　　大阪市立十三市民病院呼吸器内科 部長

福井威夫　　大阪市立十三市民病院 臨床工学技士

大津千穂　　大阪市立十三市民病院医療安全管理部 医療安全管理者

宇治正人　　大阪市立十三市民病院呼吸器内科 副部長

甲田洋一　　大阪市立十三市民病院放射線科 部長

日浦義和　　大阪市立十三市民病院糖尿病・内分泌内科 部長

源氏博子　　大阪市立十三市民病院栄養部 係長

隅野恭史　　大阪市立十三市民病院リハビリテーション科 係長

菅　和茂　　大阪市立十三市民病院リハビリテーション科 理学療法士

奥田典代　　大阪市立十三市民病院医療安全管理部 皮膚・排泄ケア認定看護師

松村泰宏　　大阪市立十三市民病院皮膚科 医長

井上正美　　大阪市立十三市民病院看護部 師長

堀井小百合　大阪市立十三市民病院看護部 副部長

阪本敦子　　大阪市立十三市民病院看護部 慢性呼吸器疾患看護認定看護師

江口啓子　　大阪市立十三市民病院看護部 師長、認知症看護認定看護師

白野倫徳　　大阪市立総合医療センター感染症内科 医長

白野先生は感染症のスペシャリストです。十三市民病院がコロナ専門病院として稼働するにあたり、ゾーニングや入院患者への対応など、細かい点に至るまで、ていねいにご指導いただきました。重症化例も引き受けていただいており、とても心強い存在です。

# CHAPTER

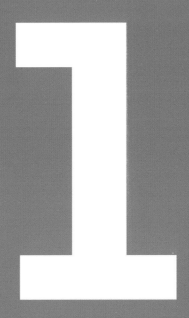

# COVID-19 患者対応の全体像

実際に当院の病棟で使用しているクリニカルパスをもとに、中等症患者の入院から退院までをまとめました。さまざまな職種がこの流れに沿って動きます。

大阪市の総合病院から国内初の"コロナ専門"病院へ

# みんなで乗り越えてきた 大阪市立十三市民病院の半年

大阪市立十三市民病院は、大阪市北部にある急性期総合病院です。長年地域の医療を支えてきましたが、2020年5月1日付けで大阪府から新型コロナウイルス感染症重点医療機関に設定され、新型コロナウイルス感染症（COVID-19）専門病院となりました。同年7月27日より一般外来を再開しましたが、現在も大阪市内を中心としたCOVID-19の中等症患者を受け入れ続けています。

当院が受け入れたCOVID-19患者の内訳と特徴については、p.50にまとめています。

## ●大阪市立十三市民病院の COVID-19 患者受け入れ状況
（2020年3月20日〜10月31日）

受け入れ患者総数は
**416名**

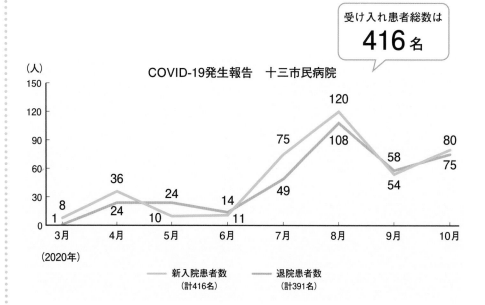

COVID-19発生報告　十三市民病院

新入院患者数（計416名）
退院患者数（計391名）

当院のCOVID-19感染対策の詳細は、書籍『大阪市立十三市民病院がつくった新型コロナウイルス感染症［COVID-19］対応BOOK』（2020年7月発行）をご覧ください。

職員の安全（二次感染防止）を最優先し、感染対策を徹底して行っています。現時点で院内感染は発生していません。

## ● COVID-19 重症度分類（医療従事者が評価する基準）

| 重症度 | 酸素飽和度 | 臨床状態 | 診療のポイント |
|---|---|---|---|
| 軽症 | $SpO_2 \geqq 96\%$ | ・呼吸器症状なし<br>・咳のみ<br>　息切れなし | ・多くが自然軽快するが、急速に病状が進行することもある<br>・リスク因子のある患者は入院とする |
| 中等症Ⅰ<br>呼吸不全なし | $93\% < SpO_2 < 96\%$ | ・息切れ<br>・肺炎所見 | ・入院のうえで慎重に観察<br>・低酸素血症があっても呼吸困難を訴えないことがある<br>・患者の不安に対処することも重要 |
| 中等症Ⅱ<br>呼吸不全あり | $SpO_2 \leqq 93\%$ | ・酸素投与が必要 | ・呼吸不全の原因を推定<br>・高度な医療を行える施設へ転院を検討<br>・ネーザルハイフロー、CPAPなどの使用をできるだけ避け、エアロゾル発生を抑制 |
| 重症 | | ・ICUに入室<br>　or<br>・人工呼吸器が必要 | ・人工呼吸器管理に基づく重症肺炎の2分類（L型、H型）<br>・L型：肺はやわらかく、換気量が増加<br>・H型：肺水腫で、ECMO（体外式膜型人工肺）の導入を検討<br>・L型からH型への移行は判定が困難 |

注　・COVID-19で死亡する症例は、呼吸不全が多いために重症度は呼吸器症状（特に息切れ）と酸素化を中心に分類した。
　　・$SpO_2$を測定し酸素化の状態を客観的に判断することが望ましい。
　　・呼吸不全の定義は$PaO_2 \leqq 60mmHg$であり$SpO_2 \leqq 90\%$に相当するが、$SpO_2$は3％の誤差が予測されるので$SpO_2 \leqq 93\%$とした。
　　・肺炎の有無を把握するために、院内感染対策を行い、可能な範囲で胸部CTを撮影することが望ましい。
　　・軽症であっても、症状の増悪、新たな症状の出現に注意が必要である。
　　・ここに示す重症度は中国や米国NIHの重症度とは異なっていることに留意すること。

厚生労働省新型コロナウイルス感染症対策推進本部：新型コロナウイルス感染症（COVID-19）診療の手引き第3版.
2020：23. より引用

患者対応の全体像

アセスメントと全身管理

病態別の治療とケア

基礎知識

資料

# COVID-19患者の
# 入院から退院までの流れ

## 入院まで

- まず「大阪府入院フォローアップセンター」より、入院係に入院要請の電話がきます。

**MEMO**
大阪府独自のCOVID-19対策であり、患者の症状に応じた広域的な入院調整を行います。

**MEMO**
2020年6月より受け入れ人数を増やし、24時間の患者受け入れをしています（平日6人、休日3人が基本人数）。

- 担当保健所と地域連携室が連絡を取り合い、患者搬送手段、到着時間を決定します。

**MEMO**
患者搬送には原則として、大阪市保有のSARSカー（感染対策を行われた救急車）を使用するルールでした。しかし、夏季には熱中症などによる救急搬送体制ひっ迫のため、入院依頼から患者到着まで8時間以上かかることもありました。迅速な患者搬送のために、大阪市が委託契約を行った民間福祉タクシーを活用することによって、搬送時間が短縮されました。

- 救急車の到着後は、看護師が（歩行可能な患者さんであっても）車椅子で患者を迎え、院内を搬送し、接触感染のリスクを減らすように心がけました。

## 病院へ到着後

- 当院では「新型コロナウイルス感染症パス」（p.6参照）を用いて、すべてが動いていきます。
- 書面「新型コロナウイルス感染症で入院された患者様へ」（p.8参照）を渡します。
- 問診（p.96参照）、バイタルサイン確認などの診察、各種の入院時検査（血液検査、胸部X線、胸部CT）、同意書の説明とサインの取得（保険適用外使用であるファビピラビルとシクレソニド使用の同意書、急変時の対応についての同意書など、p.97〜99参照）、キーパーソンへの電話での病状説明などを入院当日に行います。

**MEMO**
感染防止と個人情報の保護のため、検査結果の報告はスマートフォンなどを利用しています。紙の同意書は受け取った後、密封できるチャック付きビニール袋に入れ、袋の外側をアルコールで拭いてグリーンゾーンに出し、そこで袋のままスキャンして電子カルテに取り込んでいます。

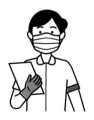

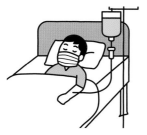
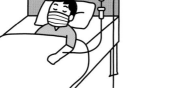
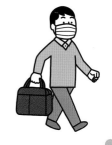

# 入院中

# 退院時

- 当院の現状に応じた薬物選択フロー（p.11参照）を用いて治療を行います。
- 厚生労働省の退院基準（p.16参照）を満たせば退院となります。

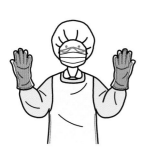

> ┌ MEMO ─
> 糖尿病（p.26参照）など、退院後も引き続き治療が必要な疾患があれば、かかりつけ医などへ診療情報提供書を作成します。

- 当院の医療ソーシャルワーカーが中心となり、退院調整を行います。
- COVID-19の退院届を作成。大阪市保健所作成の書面「退院される患者様へ」（p.18参照）を渡します。
- COVID-19の感染性が消失したと判断できる状態となっても、罹患を契機としたADL低下などにより、自宅や元の施設への退院が困難な場合は転院となります。

## 重症化した場合

　入院患者にSpO$_2$低下や呼吸数増多など、重症化の指標（p.24）を認めた場合は、原則としてすべて大阪府入院フォローアップセンターに電話をして、高次医療機関への転院調整を依頼します。同時に、患者本人とキーパーソンに、挿管下人工呼吸管理が可能なICUをもつ高次医療機関への転院が必要なことを説明し、了承を得ます。救急車には医師が同乗して搬送します。

　低酸素血症のわりに、息苦しさの自覚症状が軽度な症例を多数経験しており、自覚症状が軽度であっても、SpO$_2$や血液ガスで呼吸状態悪化と判断すれば、転院調整を開始しています。

　大阪府全体で重症病床の運用バランスをとるため、転院調整には時間がかかります。転院までの間に呼吸状態が悪化した場合は、厚生労働省作成「COVID-19診療の手引き」に準じて、15Lリザーバーマスク吸入としますが、当院では長期間、高流量酸素療法を継続した症例はありません。

## ● 新型コロナウイルス感染症パス（十三市民病院）

適応基準
X線上に陰影がある
疾患が理解できる

除外条件
重篤な基礎疾患がある
重篤な合併症がある

退院基準→p.16
状態が安定した

| 日付 | | 入院当日 | 入院2日目 | 入院3日目<br>～(X日目) | 退院前日 | 退院日 |
|---|---|---|---|---|---|---|
| ユニット名 | | 1日目～退院日 | | | | |
| イベント名 | | 1日目 | 日付 | 日付 | 日付 | 退院 |
| 入外区分 | | 入院 | | | | |
| 最終アウトカム | | | | | | |
| アウトカム | 患者状態 | | 呼吸困難の<br>訴えがない | → | → | → |
| | | | 呼吸状態が<br>安定している | → | → | → |
| | | | 全身状態に<br>問題がない | → | → | → |
| | 生活動作 | | | | | |
| | 知識・教育 | 治療について理解できる | | | | |
| | 合併症 | | | | | |
| | その他 | | | | | |
| 定型文書 | | 転倒・転落アセスメント<br>スコアシート（成人用） | | | | |
| | | 栄養管理計画書 | | | | |
| | | 退院支援計画書 | | | | |
| | | 呼吸器内科新型コロナウィ<br>ルス感染症　患者用パス | | | | |
| | | 入院診療計画書（新型コ<br>ロナウイルス感染症） | | | | |
| | | DNAR確認書（新型コロナウ<br>イルス感染症）→p.98～99 | | | | |
| | | シクレソニドの同意書 | | | | |
| | | ファビピラビルの同意書→p.97 | | | | |
| | | | | | | 新型コロナウイル<br>ス感染症退院届 |
| | | 主治医意見書（新型コロナ用） | | | | |
| | | せん妄対策フローチャート | | | | |
| | | 新型コロナウイルス感染<br>症　問診票→p.96 | | | | |
| | | | | | | 新型コロナウイルスで退<br>院される患者様へ→p.18 |
| | | | | | | 退院療養計画書（新型<br>コロナウイルス感染症） |
| 治療 | 処方 | | | | | |
| | 注射 | | | | | |
| | 汎用 | SpO$_2$ | | SpO$_2$ | | SpO$_2$ |
| | リハビリテーション | | | | | |
| 検査 | 検体検査 | 生化・免疫　他 | | | | |
| | 病理 | | | | | |
| | 画像・生理 | 胸部　座位　正面 | | | | |
| 食事 | 朝 | | | | | |
| | 昼 | | | | | |
| | 夜 | | | | | |
| 栄養指導 | | | | | | |

| 日付 | | 入院当日 | 入院2日目 | 入院3日目<br>～(X日目) | 退院前日 | 退院日 |
|---|---|---|---|---|---|---|
| 看護ケア | バイタル | 体温1回 | 体温 (10:00) | | | 体温 (10:00) |
| | | 脈拍1回 | 脈拍 (10:00) | | | 脈拍 (10:00) |
| | | 血圧 (H) 1回 | 血圧 (H) (10:00) | | | 血圧 (H) (10:00) |
| | | 血圧 (L) 1回 | 血圧 (L) (10:00) | | | 血圧 (L) (10:00) |
| | | 呼吸1回 | 呼吸 (10:00) | | | 呼吸 (10:00) |
| | 測定一般 | 身長 (cm) 1回 | 排尿回数 (10:00) | | | 排尿回数 (10:00) |
| | | 体重 (kg) 1回 | 排便回数 (10:00) | | | 排便回数 (10:00) |
| | | 補食 (14:00)【栄養補助剤 (割)】 | | | | |
| | | SpO₂値1回 | SpO₂値 (10:00) | | | SpO₂値 (10:00) |
| | 食事 | 食事 (主食) 1回 | 食事 (主食) (10:00, 14:00, 20:00) | | | 食事 (主食) (10:00) |
| | | 食事 (副食) 1回 | 食事 (副食) (10:00, 14:00, 20:00) | | | 食事 (副食) (10:00) |
| | 観察項目 | 咳嗽 | 咳嗽 (10:00, 20:00) | | | 咳嗽 (10:00) |
| | | 鼻汁 | 鼻汁 (10:00, 20:00) | | | 鼻汁 (10:00) |
| | | 嗅覚障害 | 嗅覚障害 (10:00, 20:00) | | | 嗅覚障害 (10:00) |
| | | 悪心 | 悪心 (10:00, 20:00) | | | 悪心 (10:00) |
| | | 嘔吐 | 嘔吐 (10:00, 20:00) | | | 嘔吐 (10:00) |
| | | 頭痛 | 頭痛 (10:00, 20:00) | | | 頭痛 (10:00) |
| | | 味覚障害 | 味覚障害 (10:00, 20:00) | | | 味覚障害 (10:00) |
| | | 悪寒 | 悪寒 (10:00, 20:00) | | | 悪寒 (10:00) |
| | | 関節痛 | 関節痛 (10:00, 20:00) | | | 関節痛 (10:00) |
| | | 息苦しさ | 息苦しさ (10:00, 20:00) | | | 息苦しさ (10:00) |
| | | 腹痛 | 腹痛 (10:00, 20:00) | | | 腹痛 (10:00) |
| | | 咽頭痛 | 咽頭痛 (10:00, 20:00) | | | 咽頭痛 (10:00) |
| | | 全身倦怠感 | 全身倦怠感 (10:00, 20:00) | | | 全身倦怠感 (10:00) |
| | | 呼吸状態 | 呼吸状態 (10:00, 20:00) | | | 呼吸状態 (10:00) |
| | | 喀痰 | 喀痰 (10:00, 20:00) | | | 喀痰 (10:00) |
| | 清潔項目 | | 入浴 (10:00) | | | |
| | 安全項目 | 巡視 (22:00) | 巡視 (06:00, 22:00) | | | 巡視 (06:00) |
| | | 転倒・転落スコア | 転倒・転落スコア | | | |
| | 説明・指導 | 退院に関する指導 (14:00)<br>【退院支援計画書作成】 | | | 退院に関する指導 (14:00)<br>【退院支援計画書作成】 | |
| | | 治療に関する指導 (14:00)<br>【プロフィールの中の看護必要度B項目記録の評価 (患者状態の評価)】 | 治療に関する指導 (10:00)<br>【プロフィールの中の看護必要度B項目記録の評価 (患者状態の評価)】 | | | |
| | | 病棟オリエンテーション1回 | | | | |
| | 褥瘡・NST | 栄養管理評価 (14:00) | 栄養管理評価 | | | |
| | | 褥瘡危険因子評価 (14:00) | 褥瘡危険因子評価 | | | |
| | その他 | 持参薬チェック (14:00) | | | | |
| 指示コメント | | ■酸素指示 | | | | |
| | | ■入院時 指示<br>[安静度] 室内フリー<br>[外出・外泊] 外出：不可 | [安静度] 室内フリー<br>[バイタルサイン] 体温・脈拍・呼吸数・血圧・<br>SpO₂：1回／日 | | | [安静度] 室内フリー |
| 必要時 | 発熱時 | アセトアミノフェン錠200mg2錠 | | | | |
| | | アセトアミノフェン静注液 (1000mg/100mL) バッグ 500mg | | | | |
| | 疼痛時 | アセトアミノフェン錠200mg2錠 | | | | |
| | 不眠時 | スボレキサント錠 (15mg) 1錠 | | | | |
| | 便秘時 | センノシド錠12mg 2錠 | | | | |
| | 悪心・嘔吐時 | メトクロプラミド錠 (5mg) 1錠 | | | | |
| | | 塩酸メトクロプラミド注射液10mg1A | | | | |
| | 不穏時 | リスペリドン内用液 (0.5mg) 0.5mL | | | | |
| | | リスペリドン錠 (1mg) | | | | |
| | | ハロペリドール注 (5mg1mL) 0.5A | | | | |
| | 必要に応じて | ロック用：生食注シリンジ (10mL) 1筒 | | | | |
| | 希望・必要時 | ヘパリンNaロック用 (100単位/mL) 10mL | | | | |

# 病院へ到着後

## 患者さんへの説明❶

### 新型コロナウイルス感染症で入院された患者様へ

- 当院では医師がチームとなって診察に当たらせていただきます。

- 入院に当たって、HIVとB型/C型肝炎ウイルスの検査を行わせていただきます（希望されない場合はお申し出ください）。

- 診察の際、感染予防のため医療者はマスク、ゴーグル（またはフェイスシールド）、キャップ、ガウン、手袋などを着用させていただきます。また、頻回に手指消毒を行いますが、ご了承をお願いいたします。

- 医療者が入室する際、ノックがあれば患者様もマスクの着用をお願いします。

- 治療は基本的には経過観察や対症療法となります。これから有効な治療薬のデータが出てきた場合などは、その治療薬の使用を考慮させていただきます。また、患者様の状態や合併症によっては"適用外使用"といって保険で認められていない薬の使用も考慮させていただく場合もあります（使用する場合は事前に必ず文書でご説明します）。

- 新型コロナウイルス感染症は基礎疾患がない若い方でも、呼吸状態が急激に悪化し、死に至ることもある疾患です。呼吸状態が安定し、経過良好と考えられる病状であっても、既に全身へのウイルス感染をきたしているため、脳、心臓、肺など生命を維持する重要な臓器に血栓症を併発し、突然死する可能性もある疾患です。また、新型コロナウイルスは強い感染力をもつため、患者様が急変された場合もご家族様に来院していただくことができません。電話での病状説明しかできません。生命にかかわる病状となった場合、当院において適切な救命処置を行いますが、非常に遺憾ながら救命できない場合もございます。十分に注意して治療にあたります。

- 当院は中等症の受け入れ病院であり、一部重症化する方がいます。その関係で、部屋の移動をお願いすることがあり、当初は個室であっても、総室でお願いするケースがあります。ご了承ください。また、重症化した場合や重症化が予測される場合などは、より高度な医療が受けられる施設へ転院を調整させていただくことがあります。

- 病状の説明は、患者様本人および希望される場合は電話にてご家族にも行わせていただきます。説明させていただくご家族をあらかじめお申し付けください。

©十三市民病院

# 患者さんへの説明❷

## 全身状態が悪化したときの対応に関する説明書

令和　　年　　月　　日

以下のとおりに説明しました

大阪市立十三市民病院　　医師 _____

　病状の変化により、体調が突然または徐々に悪くなることがあります。その場合は病気によりさまざまですが、治療として以下のような対応が考えられます。

### １．血圧維持のための昇圧剤の使用について

　血圧や脈などの循環に異常が見られた場合、血圧を維持するために昇圧剤を使うことがあります。利点としては血圧を維持することにより状況が改善することがありますが、効果が得られないこともあります。

### ２．気管挿管について

　確実に呼吸を行うために、口から気管まで管を入れて呼吸を助けます。喉に苦痛を感じるため、鎮静・鎮痛剤を使用し眠った状態となります。また、喉に管を入れるため、声を出すこともできなくなります。実際には、人工呼吸器を装着するときに気管挿管が行われます。

### ３．人工呼吸器の使用について

　意識状態や血圧、呼吸状態が悪化した場合には、口から気管へ管を入れ、呼吸を助ける機械をつけます。通常苦痛を伴うため鎮静・鎮痛剤を使用し眠った状態となります。病状が回復すれば、人工呼吸器を外し自分で呼吸ができるようになりますが、その過程で鎮静剤を減量するため、意識混濁や状況の把握ができず混乱が生じることがあります。また、細菌感染などの合併症（人工呼吸器関連肺炎）によってかえって長期間の人工呼吸器管理が必要になることもあります。

　気管挿管の不要な人工呼吸器は、すべての病状に使用ができず、適応に制限があります。

　要望確認書にご署名後、ご本人・ご家族ともに時間が経つにつれて考え方の変化があると思います。その際には、撤回や変更は可能ですので、いつでも主治医・担当医・看護師などにご相談ください。

→「要望確認書」はp.98参照

# 患者さんへの説明❸

## 心肺停止時の対応に関する説明書

令和　　　年　　　月　　　日

以下のとおりに説明しました

大阪市立十三市民病院　　医師 _____

　治療中の病気や合併症、もともとの基礎疾患、予期せぬ突然の病状変化などによって、心肺停止となる可能性があります。

### 1．心肺停止時の蘇生行為について

　呼吸が止まる、脈がない、あるいは心拍が微弱で全身に血液が十分送れない場合に心臓が再び動き出すことを目的に、気管挿管・人工呼吸・AED（電気ショック）・心臓マッサージなどの一連の処置で心肺蘇生を行います。状況にもよりますが、呼吸や心拍が再開した場合には、心停止となった原因の治療を行うことになります。心肺蘇生を行わない場合は、通常は死亡確認が行われます。

　心肺蘇生に伴う合併症として、肋骨や胸骨が骨折することがあります。重篤な病気の進行による心停止の場合、心臓マッサージをしても回復が期待できないこともあり、心拍が戻った場合でも、脳への酸素不足の影響により意識が戻らないこともあります。

### 2．要望確認書ご記入後の対応について

　要望確認書にご署名後、ご本人・ご家族ともに時間が経つにつれて考え方の変化があると思います。その際には撤回や変更は可能ですので、いつでも主治医・担当医・看護師などにご相談ください。

©十三市民病院

→「要望確認書」はp.99参照

 COVID-19のDNAR（do not attempt resuscitation）については倫理的に難しい面が多く、緩和ケアチームと常に対応を検討しています。

# 入院中

入院決定時に主治医班の班長に連絡し、班のなかでスモールカンファレンスを行い、役割分担を決めます。

当院には感染症専門医がいないため、呼吸器内科医師が中心となり、院内全科の医師でチーム分けをし、COVID-19患者の診療を担当しています。

### 医師の役割分担

　レッドゾーンに入室し患者対応を行う担当、指示出し担当、書類作成担当、キーパーソンへの連絡担当　など

　各科医師がCOVID-19対応に習熟してきてからは、治療方針は班として決めますが、単独主治医として診療にあたる場合も増えてきました。

## ● 治療開始時の薬物選択フロー（十三市民病院）

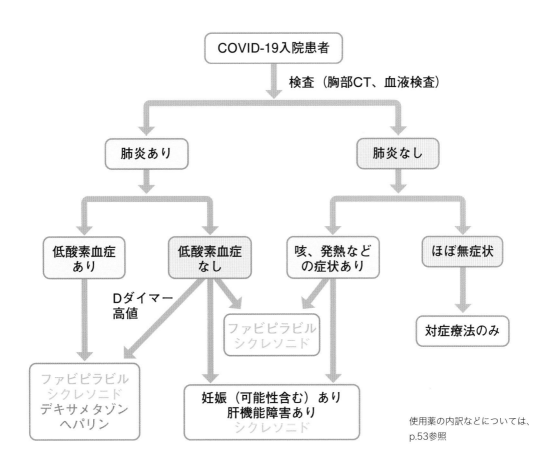

使用薬の内訳などについては、p.53参照

11

## ● 患者さんへの説明

　保険適用外使用であるファビピラビル（アビガン®）とシクレソニド（オルベスコ®）は、患者さんへの説明と同意が必要です（2020年10月31日時点）。

## 新型コロナウイルス感染症に対する治療について

→「治療薬の同意書」はp.97参照

### 1．はじめに

　あなたへのこの薬剤の保険適用外の使用については当院の倫理審査委員会で、その科学性・倫理性が審議され承認されたものであり、病院長の許可を得ています。この説明文はあなたが治療を受けるにあたり、担当医師の説明を補い、あなたの理解を助けるために用意されたものです。この説明文をよくお読みいただくとともに、担当医師の説明をよく聞いて、この薬剤を使用するか否かをお決めください。

　同意される場合には、この文書の最後のページにある同意書に署名し日付を記入して担当医師にお渡しください。同意されなくてもあなたが不利益を被ることはありません。

---

**ファビピラビル錠（アビガン®）使用の場合**

### 2．薬剤使用の背景・目的

　新型コロナウイルス感染症（COVID-19）に対しては、現時点では確実な治療法は確立されていません。ファビピラビル錠（アビガン®）はもともとインフルエンザウイルスに対する治療薬です。従来の抗インフルエンザ薬の効果が乏しい新型インフルエンザに備えて、備蓄されていました。今回の新型コロナウイルスにも効果が期待されます。

### 3．使用薬剤の概要

　本薬剤はインフルエンザウイルスでは増殖に欠かせないRNAポリメラーゼという酵素を阻害しますが、今回の新型コロナウイルスのようにRNAポリメラーゼをもつ他のウイルスにも効果が期待されます。

### 4．薬剤の使用方法

　アビガン®錠200mgを初日は1回1800mg（9錠）、1日2回（3600mg/日）、12時間ごとに服用していただきます。2日目以降は、1回800mg（4錠）、1日2回（1600mg/日）、12時間ごとに服用していただきます。

　服用期間は、最長14日間の予定です。

　重症のため内服できない場合、お湯に溶かして、鼻から挿入した管から注入することもあります。

---

## 5．薬剤を使用することで期待される効果と予想される副作用

### ①期待される効果

　ウイルスの増殖が抑えられ、症状の改善が期待されます。

### ②予想される副作用

　下痢や吐き気などの消化器症状、薬剤アレルギー、肝機能障害などの血液検査異常、などが報告されています。

　動物実験で胎児の異常が報告されており、妊婦さんには使用できません。また、男女ともに、本薬剤服用後、一定期間避妊していただく必要があります。授乳婦の場合、一定期間、授乳を中止していただく必要があります。

　その他異常行動、ショック、アナフィラキシー、肺炎、劇症肝炎、黄疸、中毒性表皮壊死融解症、皮膚粘膜眼症候群、急性腎不全、白血球減少、血小板減少、精神神経症状、出血性大腸炎、味覚異常、めまい、喘息、口腔咽頭痛、腹痛、下痢などの消化器症状などの報告もあります。

## 6．他の治療方法について

　現時点では新型コロナウイルス感染症に対しての治療薬は限られています。気管支喘息に対する吸入薬であるシクレソニド（オルベスコ®インヘラー）なども有効性が報告されていますが、これらも適用外使用となります。

　また、軽症の場合、抗ウイルス薬を使用せず、経過観察することも選択肢に挙がります。

## シクレソニド吸入剤（オルベスコ®）使用の場合

### 2．薬剤使用の背景・目的

　新型コロナウイルス感染症（COVID-19）に対しては、現時点では確実な治療法は確立されていません。シクレソニド吸入剤（オルベスコ®）は、もともと気管支喘息に対する治療薬です。これまで、コロナウイルスの仲間である重症呼吸器症候群コロナウイルス（SARS-CoV）や中東呼吸器症候群コロナウイルス（MERS-CoV）に対しては効果が認められ、今回の新型コロナウイルス感染症の患者さんに対しても少数例ながら有効であったとの報告がなされています。

### 3．使用薬剤の概要

　本薬剤は気管支喘息に対する治療薬として広く使用されています。薬剤を吸入することで肺に到達し、ウイルスの増殖や炎症を抑えると考えられています。

### 4．薬剤の使用方法

　オルベスコ®インヘラーを吸入していただきます。用法用量は病状や常用薬によって調整します。治療期間は14日間の予定ですが、病状により前後する可能性があります。

### 5．薬剤を使用することで期待される効果と予想される副作用

#### ①期待される効果

　ウイルスの増殖が抑えられ、症状の改善が期待されます。

#### ②予想される副作用

　頻度は低いですが、呼吸困難、嗄声、発疹、そう痒、尿中タンパク、AST増加、ALT増加、口腔カンジダ症、口渇、味覚異常、咳嗽、倦怠感、頭痛、胸部不快感、浮腫、動悸などいずれの合併症も、注意深く経過を観察し、発生した場合にはその都度、対処していきます。このほかにも、想定外あるいは未報告の副作用・合併症が発生する可能性は否定できません。しかし、そのような場合でも、全力を尽くして対処いたします。

### 6．他の治療方法について

　現時点では新型コロナウイルスに対しての治療薬は限られています。新型インフルエンザなどに使用されるファビピラビル（アビガン®錠）なども有効性が報告されていますが、これらも適用外使用となります。

　また、軽症の場合、薬剤を使用せず、経過観察することも選択肢に挙がります。

## 7．あなたの健康に被害が生じた場合について

あなたに副作用などの健康被害が生じた場合には、医師が適切な診察と治療を行います。副作用の原因が保険適用外使用の薬剤であることが明らかな場合、その際の治療に伴う費用は、健康保険を使用することができません。また保険適用外使用は、医薬品副作用被害救済制度（国の補償制度）に基づく救済給付の対象外となるため、補償制度はありません。

## 8．薬剤使用については、あなたの自由意思によるものです

この薬剤を使用するかどうかは、あなたの自由意思によるものであり、薬剤使用に同意した後であっても、いつでも同意を取り消すことができます。この同意説明文書をよく理解したうえで、あなたが薬剤の使用に同意していただける場合には、別紙「同意書」に署名をお願いいたします。もちろん、薬剤使用に同意しない場合や同意を取り消した場合でも、あなたが治療上、不利益を受けることはありません。

## 9．薬剤の使用を中止する場合があります

副作用や他の病気により治療を続けられなくなった場合や、この治療法は明らかに効果がない、と判断された場合には治療を中止します。副作用による中止の場合も、その副作用がなくなるまで検査や症状の観察を行います。また、途中で中止を希望される場合は、いつでもあなたの希望に従いこの治療を中止することができます。

## 10．プライバシーの保護について

本治療から得られた結果は、後日、論文（症例報告や疫学研究）などに使用されることがありますが、あなたの名前は記号や番号などに置き換えますので、検査の内容や結果があなたのものだとわかる形で外部に公表されることはありません。また、あなたの住所、氏名、電話番号などの個人情報が研究データとして使用されることも一切ありません。

## 11．あなたの費用負担について

新型コロナウイルス感染症は指定感染症であり、治療費は公費負担となりますので、あなたの本薬剤に係る費用負担はありません。

## 12．担当医師の連絡先

この治療について知りたいことや、ご心配なことがありましたら、遠慮なく担当医師にご相談ください。

担当医師：呼吸器内科 ＊＊＊＊
連絡先：大阪市立十三市民病院
（所在地）（電話番号）

# 退院基準（厚生労働省）

**① 有症状者<sup>(注1)</sup>の場合**

①発症日<sup>(注2)</sup>から10日間経過し、かつ、症状軽快<sup>(注3)</sup>後72時間経過した場合、退院可能とする。

②症状軽快後24時間経過した後、24時間以上間隔をあけ、2回のPCR検査<sup>(注4)</sup>で陰性を確認できれば、退院可能とする。

**② 無症状病原体保有者の場合**

①検体採取日<sup>(注5)</sup>から10日間経過した場合、退院可能とする。

②検体採取日から6日間経過後、24時間以上間隔をあけ2回のPCR検査陰性を確認できれば、退院可能とする。

※10日以上感染性を維持している可能性がある患者（例：重度免疫不全患者）では、地域の感染症科医との相談も考慮する。

※退院基準・解除基準の改定時にすでに有症状者・無症状病原体保有者に該当している場合には、発症日等にさかのぼって新たな退院基準・解除基準を適用する。

注1：重症化リスクがない者等で、医師が必ずしも入院が必要な状態ではないと判断した場合には、宿泊療養等で療養する。

注2：症状が出始めた日とし、発症日が明らかではない場合には、陽性確定に係る検体採取日とする。

注3：解熱剤を使用せずに解熱しており、呼吸器症状が改善傾向である場合をいう。

注4：その他の核酸増幅法を含む。

注5：陽性確定に係る検体採取日とする。

## ●期間計算のイメージ図（参考）

### 有症状者の場合

①発症日から10日間経過し、かつ、症状軽快後72時間経過した場合、退院可能

| 0日 | 1日 | ‥ | 10日 | ‥ | X日 | X+1日 | X+2日 | X+3日 |
|---|---|---|---|---|---|---|---|---|
| 発症 | | ‥ | | ‥ | 症状軽快 | | | 退院 |

24時間　24時間　24時間

| 0日 | 1日 | 2日 | 3日 | 4日 | 5日 | ‥ | 10日 |
|---|---|---|---|---|---|---|---|
| 発症 | | 症状軽快 | | | | ‥ | 退院 |

24時間　24時間　24時間

②症状軽快後24時間経過した後、24時間以上間隔をあけ、2回のPCR等検査で
陰性を確認できれば、退院可能

| 0日 | 1日 | 2日 | 3日 | ‥ | X日 | X+1日 | X+2日 | |
|---|---|---|---|---|---|---|---|---|
| 発症 | | | | ‥ | 症状軽快 | 検査陰性 | 検査陰性 | 退院 |

24時間　24時間

### 無症状病原体保有者の場合

①検体採取日（陽性確定に係る検体採取日）から10日間経過した場合、退院可能

| 0日 | 1日 | 2日 | 3日 | 4日 | 5日 | 6日 | 7日 | 8日 | 9日 | 10日 |
|---|---|---|---|---|---|---|---|---|---|---|
| 検体採取 | （陽性） | | | | | | | | | 退院 |

1日経過　2日経過　3日経過　4日経過　5日経過　6日経過　7日経過　8日経過　9日経過　10日経過

②検体採取日から6日間経過後、24時間以上間隔をあけ、2回のPCR等検査で
陰性を確認できれば、退院可能

| 0日 | 1日 | 2日 | 3日 | 4日 | 5日 | 6日 | 7日 | |
|---|---|---|---|---|---|---|---|---|
| 検体採取 | （陽性） | | | | | 検査陰性 | 検査陰性 | 退院 |

1日経過　2日経過　3日経過　4日経過　5日経過　6日経過　24時間

厚生労働省：感染症の予防及び感染症の患者に対する医療に関する法律における新型コロナウイルス感染症患者の
退院及び就業制限の取扱いについて（一部改正）（令和2年6月12日通知）．より引用
http://www.eiken.pref.kanagawa.jp/003_center/0008_basis/200612_notice.pdf（2020.10.1.アクセス）

# 退院時

## ● 患者さんへの説明

### 退院される患者様へ

あなたは厚生労働省の定める退院規準を満たしたため本日以降退院できます。現時点で他の人への感染性はないと考えられますが、稀な事例として、退院後に再度、新型コロナウイルス陽性となる方が確認されております。そのため、退院後4週間は以下の点に留意いただきますようお願いします。

**一般的な衛生対策を徹底してください**

- 石けんやアルコール消毒液を用いて手洗いをしてください。

- 咳エチケット（マスクやティッシュ、ハンカチ、袖、肘の内側などを使って口や鼻をおさえる、マスクの着用等）を守ってください。

**健康状態を毎日確認してください**

- 毎日、体温測定を行い、発熱（37.5℃以上）の有無を確認してください。

**咳や発熱などの症状が出た場合**

- すみやかに新型コロナ受診相談センター（帰国者・接触者相談センター）に連絡し、その指示に従い、外出時には必ずマスクを着用して必要に応じて医療機関を受診してください。

- 新型コロナ受診相談センター（帰国者・接触者相談センター）への連絡および医療機関の受診にあたっては、あらかじめ新型コロナウイルス感染症で入院していたことを電話連絡してください。

（大阪市保健所感染症対策課）

新型コロナウイルス感染症という未知のウイルスに感染された不安、ストレスと闘う患者さんに対し、「早くよくなってほしい」「私たち医療スタッフと一緒に頑張りましょう」という思いを折り鶴に込めて、ベッドサイドに準備しています。退院時は、共に喜びを分かち合うためにカードをお渡ししています。

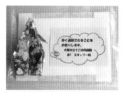
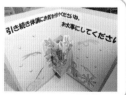

# CHAPTER

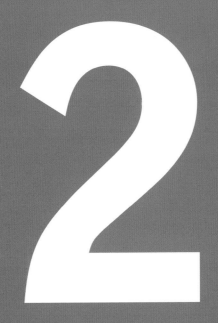

# 2

# 重症化を防ぐ
# アセスメントと全身管理のポイント

十三市民病院は中等症患者を受け入れてきましたが、呼吸不全が悪化して気管挿管を
行った例がありません。

重症化を防ぎ、重症化の徴候をつかみ、適切に高次医療機関へ搬送しているからです。

治療も診断も「先手を打つ」ことが重要です。

# COVID-19 重症化のリスク因子

p.26「糖尿病とCOVID-19の関係」

　COVID-19で特に注意が必要なのは、基礎疾患をもっている患者さんです。入院するまでは基礎疾患を指摘されなかったけれど、入院時の血液検査で糖尿病が見つかるケースが多いです。

　基礎疾患をもつ患者さんは、酸素療法が開始されてから酸素流量5L/分になるまでが早い場合があります。そのようなときは、発熱、呼吸数、呼吸状態やバイタルサインなどを総合的に判断して、転院するのか経過観察するのかを主治医や呼吸器内科医師と相談して決めています。

当院のCOVID-19入院患者の特徴は、p.50～53を参照ください。

## 重症化のリスク因子

- 65歳以上の高齢者
- 慢性呼吸器疾患
- 慢性腎臓病
- 糖尿病
- 高血圧
- 心血管疾患
- 肥満（BMI30以上）

## 重症化のリスク因子かどうか知見がそろっていないが、気をつけるべき基礎疾患

- 生物学的製剤の使用
- 臓器移植後やその他の免疫不全
- HIV感染症（特にCD4<200/μL）
- 喫煙歴
- 妊婦
- 悪性腫瘍

厚生労働省診療の手引き検討委員会：新型コロナウイルス感染症（COVID-19）診療の手引き 第3版．2020年9月4日発行．より引用
https://www.mhlw.go.jp/content/000668291.pdf（2020.10.10.アクセス）

# チームで早期に病態悪化を見つける

## COVID-19病棟のラウンド

　当院では入院患者の急変に対応するため、COVID-19パンデミック以前より、午前９時にRRT（rapid response team：院内急変対応チーム）が各病棟をラウンド（回診）しています。

十三市民病院の
RRTメンバー（7名）

呼吸器内科部長
外科部長兼医療安全管理部長
臨床工学技士（2名）
慢性呼吸器疾患看護認定看護師
RSTリーダー看護師
医療安全管理者

➡

日々のラウンドメンバー
（3名）

医療安全管理者
臨床工学技士
＋
病院長

　COVID-19病棟のラウンドは、その日入院している患者さんのバイタルサイン、血液データ、看護記録やCT画像などの情報を集めてから、平日各病棟での申し送りが終わっている午前９時前後に行います。

　当院では病院長が一緒にラウンドをしています。日々、スタッフが何に苦労をしているのか、今何が足りないのかなど、現場が困っている内容を病院長が把握でき、それらの問題に迅速に対応ができていることでスタッフにストレスが溜まりにくい環境がつくれています。

RRS（院内迅速対応システム）
患者に対する重篤有害事象を軽減することを目的とし、迅速な対応を要するバイタルサインの重大な増悪を含む急激な病態変化を覚知して対応する。その対応チームをRRTという。

COVID-19専門病院になって以降、各病棟の状況を把握すべく、病院長の私も一緒に回っています。

21

## 気になる患者情報を共有する

以前は医療安全管理者と臨床工学技士でラウンドしていましたが、COVID-19専門病院になってからは、病院長にもラウンドに参加してもらっています。

気になる患者さんがいれば、ラウンド時に病棟スタッフから報告を受けます。また、ラウンド前の情報収集で気になる患者さんがいれば状態の確認を行い、注意すべき点などを話し合います。

### ● ある日の RRT メンバーと病棟看護師との話し合い風景

病棟看護師

○○さん、今朝SpO$_2$が88％に下がったので酸素流量を5L/分にしました。転院を考えたほうがいいと思うのですが、どうでしょうか？

RRTメンバー

○○さん、SpO$_2$が98％と高いので酸素流量の減量を考えてください。

RRTメンバー

○○さん、熱もあり労作時のSpO$_2$が下がっているので、排泄の方法や転倒予防について主治医と相談してください。

RRTメンバー

前日に入院した○○さん、CTでは肺全体に肺炎像が見えています。朝起きてからのSpO$_2$も前日よりは下がっているので注意してください。

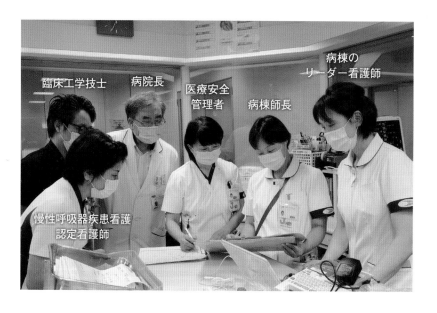

臨床工学技士　病院長　医療安全管理者　病棟師長　病棟のリーダー看護師　慢性呼吸器疾患看護認定看護師

## RRT 起動基準

2019年10月よりRRTが発足し、RRT起動基準の理解と必要性についての研修会を各病棟のRST（respiratory support team：呼吸サポートチーム）のメンバーに協力してもらい、スタッフに行いました。

また、スタッフがいつでもRRT起動基準が確認できるようにカードを作成し、全スタッフに配布しました。

## ● RRT カード

（表面）

> **RRT 起動基準**
> ・普段の様子と違う
> ・１分間の心拍数　　＜40bpm または＞130bpm
> ・収縮期血圧　　　　＜90mmHg
> ・１分間の呼吸数　　＜８回 または ＞28回
> ・酸素飽和度　　　　＜90％
> ・尿量の変化　　　　＜50mL（４時間の尿量）
> ・意識の変化
> ・胸背部痛
>
> ２項目が該当すれば危険信号　　➡　報告・観察・記録
> 呼吸数の変化があれば１項目でも危険信号

（裏面）

> **対象**
> RRT起動基準に該当する患者（新生児は除く）
> **時間**
> 日勤帯（9：00 ～ 17：00）
> **連絡先**

COVID-19の患者さんにも共通して、RRT起動基準は、呼吸、循環、代謝のすべてにかかわります。これらのサインを見落とさないことで重症化を未然に防ぐ対応が可能です。また、安静時の呼吸状態を観察するだけでなく、労作時の呼吸状態を観察します。安静時は問題なくても、労作時に息切れ、呼吸困難感、SpO$_2$の低下をきたす患者さんが多いので注意が必要です。

これらの取り組みにより、日ごろからRRT起動基準のバイタルチェックを意識し、実行することにより患者観察に幅がでてきました。特に、呼吸数や呼吸状態を観察することはCOVID-19の患者管理において重要です。

RST（呼吸サポートチーム）
当院では呼吸療法全般（酸素療法から人工呼吸器まで）において、患者さんが安全で安楽に過ごせるように質の高いケアの提供、早期離床を目的としています。
［当院のメンバー］
・呼吸器内科部長
・各病棟のRST
　看護師（５名）
・臨床工学技士
・リハビリ技士
・慢性呼吸器疾患
　看護認定看護師

すぐ異変に気づき対応できているのは、こういった日々の努力のたまものであると確信しています。

# スタッフがわかりやすい呼吸管理

　当院の呼吸管理は、通常の呼吸管理に準じ、呼吸様式や努力呼吸の有無などを考慮しつつ、基準となる数値を明確化することにより誰でも容易に呼吸管理をできるようにしました。

　目標$SpO_2$（酸素飽和度）を93〜96%とし、そこから92%以下に低下すると酸素を開始し、目標数値を維持します。ただし、最大酸素流量5L/分としており、5L/分に達した時点で重症管理のできる施設に転院をするのか、このまま経過観察をするのか考慮することにしています。

## ● COVID-19患者の呼吸管理のフローチャート

```
┌──────────┐                    ┌────────────────────────────┐
│   患者    │ ─────────────────→ │ 目標SpO₂ 93〜96%を維持する    │
└──────────┘                    └────────────────────────────┘
     │  目標SpO₂を維持できない
     ↓
┌──────────────────────────┐
│ 酸素1L/分 鼻カニューレから開始 │
└──────────────────────────┘
     │  酸素流量の増減は1L/分で行う
     ↓
┌──────────────────────────────────────┐
│ 酸素5L/分の投与となった場合は、飲食STOP、      │
│ 右上肢に静脈ルート確保し点滴を開始、           │
│ 転院について主治医に相談      ※抜管後の患者を除く │
└──────────────────────────────────────┘
     │  転院できない場合
     ↓
┌──────────┐
│ 挿管を考慮 │
└──────────┘
```

当院は重症患者を受け入れていないため、挿管管理は行いません。しかし、転院の受け入れ先が決まらず、その間に病態が悪化した場合に限って、挿管をすることになっています。

酸素に関しては、酸素の開始や流量を増やすことは比較的早めに対応できています。高次医療機関からの転院の患者では、酸素飽和度の値を見ながら、酸素流量を下げて早期離床につなげています。現在は高齢者が多く、酸素飽和度の値に対する酸素流量の調節が少し難しくなってきています。

# 画像から重症化のサインを
# とらえる

COVID-19による肺炎の診断に関しては、胸部CTが中心的な役割をはたします。胸部CTを撮影する際には、日本医学放射線学会から出された「新型コロナウイルス感染症（COVID-19）に対する胸部CT検査の指針（Ver.1.0）」に従って、診断能を確保しつつ感染拡散を防止するように心がける必要があります。

症例1　70歳代　女性

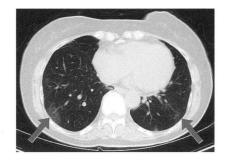

- 発症5日目
- 主訴：37.7℃の発熱、倦怠感

胸膜側中心に斑状のすりガラス陰影を認める。COVID-19による肺炎に典型的な像。

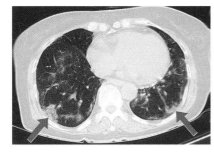

- 発症15日目
- 主訴：38.5℃以上の発熱持続

胸膜側中心にみられていたすりガラス陰影は吸収値が上昇し、内部に小葉間隔壁の肥厚を示す網状影が確認できる。COVID-19による肺炎が増悪した像と考えられる。

症例2　60歳代　男性

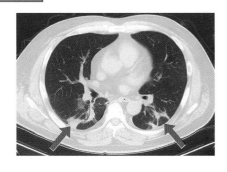

- 発症9日目
- 主訴：38℃以上の発熱

肺野にみられる陰影は索状影、線状影が中心である。器質化が進行し、肺炎の治癒過程にある像と考えられる。

# 糖尿病と COVID-19 の関係

## 糖尿病患者は COVID-19 にかかりやすいの？

　糖尿病状態では、高血糖による免疫機能異常や、動脈硬化や細小血管障害による末梢循環不全などにより、感染症のリスクが高いことが知られています。

　糖尿病患者のCOVID-19感染リスクについては明確な結論は出ていません。いろいろな論文がありますが、最近の研究では、アメリカのコロナ患者における糖尿病患者の割合は、それぞれの国民全体の割合と大きく変わらなかった[1]とあります。このことから「糖尿病があってもCOVID-19にかかりやすいわけではない」というのが一般的です。

## 糖尿病があると重症化しやすいの？

p.20「重症化の
リスク因子」

　多くの報告で、COVID-19にかかった糖尿病患者では入院を要する可能性が高く、特にICU入院患者ではその比率が高い傾向にあります。死亡率も高く、重症化率が高くなります[1,2,3,4]。

## ● COVID-19 予後と血糖コントロール[5]

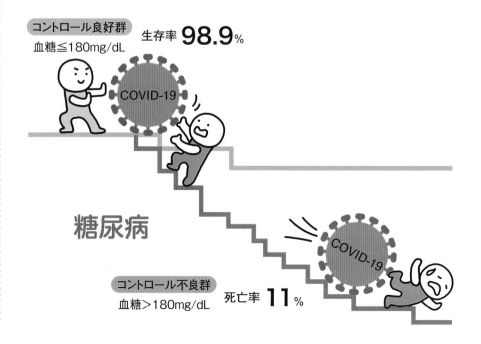

コントロール良好群
血糖≦180mg/dL
生存率 **98.9**%

COVID-19

糖尿病

コントロール不良群
血糖＞180mg/dL
死亡率 **11**%

COVID-19

## 重症化のリスクを減らすためには？

普段の血糖コントロールが重要です。血糖コントロールが良好であれば死亡率は高くなく、良好にコントロールされていれば予後は良好とされます[5]。

## COVID-19で入院中の管理

### ❶ 低血糖への対応

COVID-19においては、症状として、発熱、下痢、嘔吐などにより、または食欲不振が生じて食事量が減少したり、まったく食事がとれない状態、いわゆるシックデイとなることが多くなります。内服薬のビグアナイト剤やSGLT2阻害薬を使用している場合は中止し、SU剤、グリニド剤は食事摂取量により、減量または中止する必要があります。

### ❷ 高血糖への対応

感染によるストレスで高血糖になり、入院前の内服治療継続ではコントロール不十分な場合や、治療としてステロイドが開始され、血糖値の上昇が予想される場合にはインスリン治療を開始します。

多くは持効型インスリンと（超）速効型インスリンを併用します。

---

**空腹時の血糖値が高い場合** 持効型インスリンで、空腹時血糖を適切に調整する。

**昼食前、夕食前の血糖値が高い場合** 通常は、責任インスリンにて調整するが、入院早期にはインスリン使用量の決定が困難であり、スライディングによる補正を行っている。指示量で食事（入院食の糖質はほぼ一定）による血糖上昇を抑え、補正インスリンで正常域になるようにスライディングを加えている。

**食事が十分にとれないと予想される場合** 食後に打つこととし、食事量にて調整する。

> 例 朝食前の血糖値が205mg/dLであり、食事が4割の場合、ヒューマログ®の指示量が4単位であれば、1/2量の2単位と補正スケールの2単位を合わせて4単位施行する。

**インスリンを使用する場合** 低血糖に注意し、空腹時血糖 140mg/dL 未満、随時血糖 180mg/dL 未満を目標にする。

---

当院ではインスリンはp.28に示す指示表に基づき施行。

責任インスリン その血糖値に最も影響を及ぼすインスリン。昼食前の血糖値に対する朝の（超）速効型、夕食前の血糖値に対する昼の（超）速効型インスリンなど。

引用・参考文献
1) CDC COVID-19 Response Team. Preliminary estimates of the prevalence of selected underlying health conditions among patients with coronavirus disease 2019－United States, February 12-March 28, 2020. *MMWR Morb Mortal Wkly Rep* 2020; 69: 382-386.
2) Barron E, Bakhai C, Kar P, et al. Associations of type 1 and type 2 diabetes with COVID-19-related mortality in England: a whole-population study. *Lancet Diabetes Endocrinol* 2020; 8: 813-822.
3) Guan WJ, Liang WH, Zhao Y, et al. Comorbidity and its impact on 1590 patients with COVID-19 in China: a nationwide analysis. *Eur Respir J* 2020; 55: 2000547.
4) Wang B, Li R, Lu Z, et al. Does comorbidity increase the risk of patients with COVID-19: evidence from meta-analysis. *Aging（Albany NY）* 2020; 12: 6049-6057.
5) Zhu L, She ZG, Cheng X, et al. Association of blood glucose control and outcomes in patients with COVID-19 and pre-existing type 2 diabetes. *Cell Metab* 2020; 31: 1068-1077.

● **インスリン指示表の見方（十三市民病院）**

## インスリン・インクレチン注射指示表（説明文）

指示医　**[b] 指示の開始日を確認**

ID　　　　　**[a] 患者氏名を確認**

開始日：　1年 9月 1日 朝 から

患者氏名　　十三　花子

終了日：　1年 9月 5日 22時 まで

**終了日を確認**

❶ **基本インスリン、インクレチン表**　**[d] 実施時間の確認**
（食前・食後・時間指定などを見る）

❷ **補正スケール表**

| 血糖測定 | 実施時間 | 製剤名 | 指示量 | 補正スケール |
|---|---|---|---|---|
| あり | 朝直前 | ヒューマログ | 4 | あり |
| | | | | |
| あり | 昼前 | ヒューマログ | | あり |
| | | | | |
| | | ヒューマログ | | |
| | | | | |
| あり | 眠前 | | | |
| | | トレシーバ | 4 | なし |
| | | | | |

**[c] 血糖測定の有無を確認**

**[e] 製剤名と実施量を確認**
（インスリン or インクレチン製剤の名前と指示量を見る）

補正スケール「あり」の時は右記参照➡

**[f] 補正スケールの有無を確認**
（ありの場合は血糖値に合わせたインスリン量の増減の指示がある）
補正スケール参照➡

| 血糖値 | 単位数 |
|---|---|
| 70以下 | -4 |
| 71-100 | -2 |
| 101-150 | 0 |
| 151-200 | +1 |
| 201-250 | +2 |
| 251-300 | +3 |
| 301-350 | +4 |
| 351-400 | +5 |
| 401- | +6 |

実施時間が食後であれば下記参照

**特別指示**

**[g] 食後打ちの指示時に確認**
（食事摂取量と血糖値に合わせて実施する量を増減する）

**[h] 特別指示の有無**

**持効型インスリンは基礎分泌を補うため食事量に関係なく中止しない**

❸ **食後打ちの時**
・ランタス・レベミル・トレシーバなどの持効型インスリンは食事量に関係なく施注して下さい
・食事量は（主食＋副食）÷2で計算する

| **インスリン** | 食事5割以上摂取：<br>食事5割未満摂取：<br>食事1割未満・未摂取・絶食 | ①基本インスリン　全量　＋②補正スケール全量<br>①基本インスリン　1/2量 ＋②補正スケール全量<br>①基本インスリン　なし　＋②補正スケール全量 |
|---|---|---|
| **インクレチン** | 食事5割以上摂取：<br>食事5割未満・未摂取・絶食 | ①インクレチン全量<br>①インクレチンなし |

**基本は指示Dr（or 主治医）に報告する**

※急に食事が取れなくなった時、食事ができるかわからない時は❸の食後打ちに変更しDr.コール
※高血糖が持続した時（BS300以上が3回以上）はDr.コール
※低血糖時は低血糖マニュアル参照。低血糖が持続した時（2回以上繰り返す）はDr.コール

©十三市民病院

※「インスリン量および補正スケール量」は、患者により異なり個別に設定。添付文書では一部の超速効型インスリン以外では食時開始後の投与を認められていません。

# COVID-19 患者の栄養管理

　COVID-19患者の栄養管理は、必要栄養量を摂取し、低栄養の予防や早期回復に努めることが基本です。基礎疾患を有する患者さんには病態に応じた食事療法を行うこと、また高齢患者の増加にともない、誤嚥性肺炎の合併予防を心がけています。

## 病態別の栄養管理

### 低栄養の場合

　入院時より低栄養がみられたり、経過中に低栄養が予測される場合は栄養状態改善のため、NST（栄養サポートチーム）の介入も行っています。ICU管理後の患者さんには持ち込み褥瘡がみられることもあり、褥瘡対策チームとも連携し、必要な栄養量、栄養素を補給できるような栄養補助食品の提供も含めた栄養プランを立てています。

p.37「褥瘡対策」

### 高齢患者の場合

　摂食嚥下機能のアセスメントが重要となり、診療録より入院時の問診票や入院後の摂食状況を確認しています。また主治医班の医師や看護師との情報交換により、適した食形態の食事を提案をしたり、認知症によって摂食状況に問題のある患者さんの場合には食欲不振や嚥下機能低下など症状に合わせて個別対応の食事も提供しています。施設から入院された際に誤嚥性肺炎を合併し、静脈栄養管理を行っていた超高齢の患者さんに対して、NSTが介入した結果、経腸栄養に移行することができ、COVID-19の治療終了後、他院に転院した症例もあります。

### 血糖コントロールが必要な場合

　食事療法（糖尿食）と併用して、血糖降下薬やインスリンによる治療が行われています。エネルギー投与量は基本的に27〜30kcal/kgIBWで算出し、患者個々の体格や血糖コントロール状況に合わせて調整します。ステロイド治療に伴う血糖コントロールなど、必要に応じて分割食を提供することもあります。

p.26「糖尿病」

# COVID-19 患者の栄養管理の実際

　2020年5月1日に当院がCOVID-19専門病院になって以降、8月31日までの提供食数は約6000食です。

## ●COVID-19 患者への提供食の内訳（十三市民病院）

＊「日本摂食嚥下リハビリテーション学会嚥下調整食分類2013」

● 常食（1700〜2400kcalの4段階と高齢者用）
**44**%

● 糖尿食（1200〜2200kcalの6段階と分割食）
**21**%

● 嚥下食（嚥下調整食分類*0j〜3の4段階）
**12**%

● 脂質異常症食（1400〜2000kcalの4段階）
**7**%

● その他
**16**%

[軟食（全粥食、五分粥食など）3％、肝臓食・腎臓食・痛風食・炎症性腸疾患食 各2％、その他 5％]

（円グラフ）
その他 **16**%
脂質異常症食 **7**%
嚥下食 **12**%
常食 **44**%
糖尿食 **21**%

### 常食の例

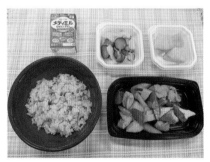

［献立］ちりめんじゃこの混ぜごはん、筑前煮、はくさいのゆず和え、果物（パイナップル）、ONS（メディミルロイシンプラス）

### 嚥下食の例

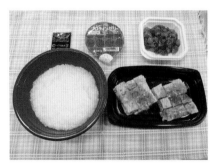

［献立］全粥（とろみ付き）、蒸し五目卵、なすの煮物、のりの佃煮、ONS（おいしいプロテインゼリー）

# ONS（経口的栄養補助）の活用

当院では、COVID-19全患者に対し、毎日昼食にONSとして栄養補助食品などを付加しています。

## 選定にあたり、以下の条件より栄養補助食品と乳酸菌を含む食品を6種類決定

❶ 免疫にかかわる栄養素（BCAAやω3系脂肪酸、ビタミンA、$B_6$、$B_{12}$、C、D、E、亜鉛、セレンなど）を補えるもの

❷ 糖質の質や食物繊維量にも配慮したもの

❸ プロバイオティクス

常食や糖尿食の場合は、食品の形態を問わず摂取しやすい飲み物やヨーグルトとしましたが、嚥下食には形態を考慮し、ヨーグルトを含めゼリー状のものとしました。

ONSの栄養量は平均100kcal、タンパク質5g程度です。院内の食事箋規約のエネルギー設定内で付加するため、今までの献立を調整し、病態に応じて脂質やタンパク質の制限が必要な場合は栄養補助食品の種類を一部変更し、対応しています。

入院期間中約3割の患者さんに味覚障害や嗅覚障害がみられましたが、全患者の9割はONSを摂取できており、そのうち約7割の患者さんは毎日全量摂取できていました。

## ● ONS の例

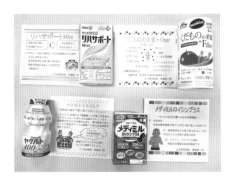

飲み物

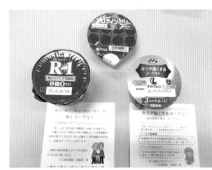

ヨーグルトなど

院内の食事箋規約
食種ごとに給与栄
養量の基準を設定
したものです。

感染対策上、管理栄養士が栄養療法について患者さんに直接説明できる状況ではありませんが、ONSに含まれる栄養素などについて説明したカードを食事と一緒に付け、摂取率の増加につなげています。

# COVID-19患者のリハビリテーション

　当院ではCOVID-19の治療を優先するため、医療者による直接のリハビリテーションは実施していません。ベッドサイドでできる運動を紹介し、患者さん自身で行ってもらっています。

## COVID-19患者に対してリハビリテーション科で行ったこと

・病室でできる「運動の冊子」を作成
・患者の運動機能に応じた間接介入

日常生活動作（ADL）・歩行が自立している患者

　➡ゴムチューブと「運動の冊子」を渡す　など

ADL が自立していない患者

　➡運動機能によって区分けを行う

　　❶立て膝ができない　　　　❸背臥位で重力に逆らって下肢を挙上できる
　　❷立て膝ができる　　　　　❹背臥位で下肢挙上と端座位ができる

　➡上記の区分に応じた離床の進め方を、「運動の冊子」に沿って実施
・退院基準に達し、一般病棟に転棟したCOVID-19患者へのリハビリテーション実施

## ●COVID-19 患者の離床の進め方

| レベル1 | レベル2 | レベル3 | レベル4 |
|---|---|---|---|
| 立て膝ができない | 立て膝ができる | 背臥位で重力に逆らって下肢を挙上できる | 背臥位で下肢挙上と端座位ができる |
| セルフトレーニング 寝て行う運動1 p.33 | セルフトレーニング 寝て行う運動2 p.34 | セルフトレーニング 寝て行う運動2 p.34 or 座って行う運動 p.35 | セルフトレーニング 座って行う運動 p.35 or 立って行う運動 p.36 |
| ベッド上座位 15分　数回/日 | ベッド上座位 15分　数回/日 | 端座位 15分　数回/日 | 椅子座位 15分　数回/日 |
| | 可能なら 端座位　15分 | 可能なら 車椅子移乗　15分 | 可能なら立位 |

## POINT

☑ 原則として看護師による運動の介助は行わない（非接触）。
☑ 立て膝ができない場合は、臥位にて上肢の自動運動を実施。
☑ 座位の時間および回数については患者の状況に応じて調整する。

# セルフトレーニングの内容 （十三市民病院リハビリテーション科作成の冊子より）

## ● 寝て行う運動1

### 指の運動

- 両手をグー・パー・グー・パーします。
- 20回行いましょう。

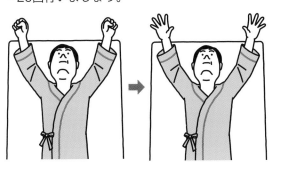

### 肩の運動

- 10回行いましょう。

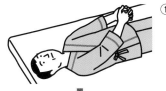

①両手を組みます。

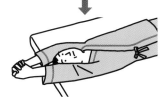

②肘を伸ばしてできるだけ腕を上げます。

### 足の運動

- つま先を上げたり下げたりします。
- 20回行いましょう。

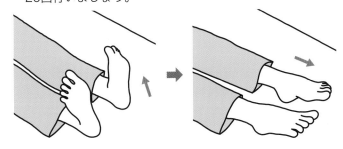

## POINT

- ☑ 毎日行うようにしましょう。
- ☑ できる運動からはじめましょう。
- ☑ 慣れてきたら回数を増やします。

### 足指の運動

- 足指でグー・チョキ・パーをつくります。
- 10回行いましょう。

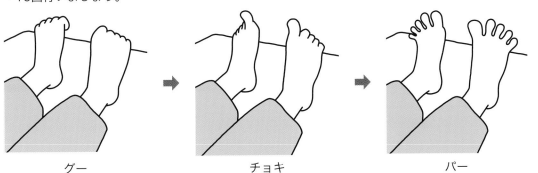

グー　　　　　チョキ　　　　　パー

## ● 寝て行う運動2

### お尻の運動1　・10回行いましょう。

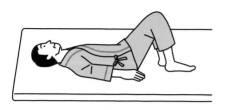

①両膝を立てます。

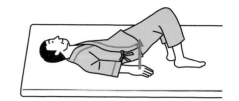

②ゆっくりお尻を上げます。

### お尻の運動2　・左右各10回行いましょう。

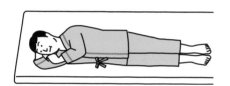

①横向きに寝ます。

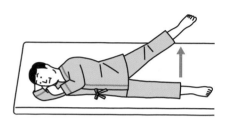

②脚をゆっくり上げ下げします。

### 空中キック運動　・左右各10回行いましょう。

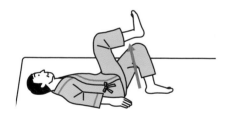

①両膝を立てた状態から、片
　足を浮かせます。

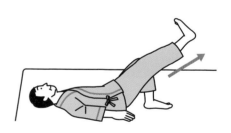

②空中に向かって、ゆっくり
　キック運動を行います。

### 腹筋運動　・10回行いましょう。

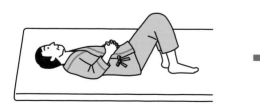

①両膝を立てます。

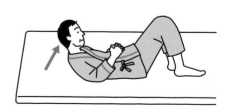

②おへそを見るように、ゆっくり
　頭を持ち上げます。

## ● 座って行う運動

### 足首の運動　・20回行いましょう。

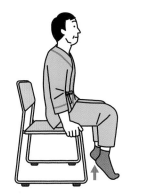 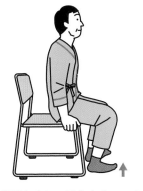

①つま先を床につけたまま、
　踵を上げます。

②踵を床につけたまま、つま
　先を上げます。

※椅子に座れない場
　合は、ベッドの上
　で寝たまま行いま
　しょう。

### 足の運動１　・左右各10回行いましょう。

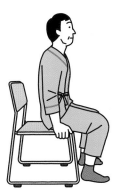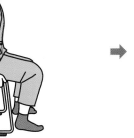 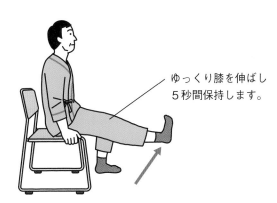

ゆっくり膝を伸ばし
5秒間保持します。

### 足の運動２　・左右各10回行いましょう。

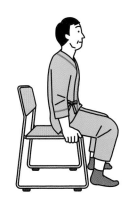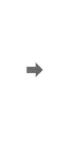 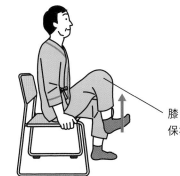

膝を上げて5秒間
保持します。

## ● 立って行う運動

### スクワット　・10回行いましょう。

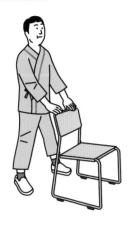

椅子の背もたれを持ち、ゆっくり膝を曲げ、腰を落としていきます。

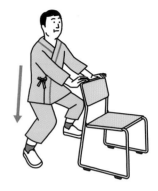

**上級編**

脚の力がついてきたら、腕を胸の前で組んで行ってみましょう。

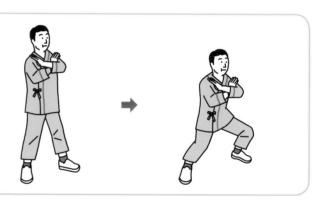

注意点
・膝がつま先より前に出ないようにします。
・まずは正しいフォームを覚えましょう。

### 踵上げ　・20回行いましょう。

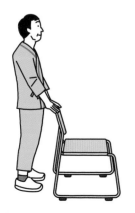

①椅子の背もたれを持って立ちます。

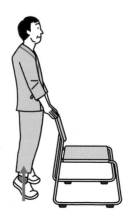

②ゆっくり踵を上げ下げします。

# COVID-19 患者の褥瘡対策

　当院の褥瘡対策チームは、医師・看護師・管理栄養士・薬剤師・理学療法士など各専門分野のスタッフがそれぞれの専門知識を活かし、褥瘡の予防から早期治癒に向けて取り組んでいます。

　褥瘡に関する診療計画書を立てることから始まり、患者さんに合わせた予防対策や治療を開始します。毎週の褥瘡回診、褥瘡カンファレンスでの褥瘡発生要因分析、処置方法、ポジショニングの指導など、統一したケアが行えるよう褥瘡リンクナースを中心に多職種で検討を行っています。

　しかし、COVID-19中等症患者の受け入れ病院となって以降、褥瘡対策チームとしての介入方法が変化しました。

## 褥瘡対策チームの介入方法

　COVID-19患者への直接的な褥瘡回診は最小限にしています。

　担当看護師に局所の写真撮影をしてもらい、パソコン上で褥瘡の状態を把握し治療、ケア方針の提示を行っています。深い褥瘡、感染徴候がある褥瘡など、チームとして直接ケアが必要と判断したときだけレッドゾーンに入室し、処置を行います。

　病棟看護師の感染リスク低減、および入院期間が短期であることをふまえ、処置回数は最小限に、治癒ではなく感染の制御を目標にケアを行うことを重視しています。

p.39「褥瘡処置の実際」

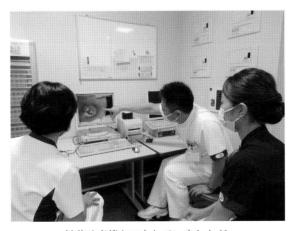

以前は直接ケアをしていましたが、
現在はパソコン上で診察しています。

## マットレスの選択

　褥瘡予防で大切な体圧管理では、当院はOHスケール（褥瘡アセスメント・スケール）の危険度ランクからマットレスを選択しています。それに加え、COVID-19の重症化は生活自立度の低下につながるため、別の基準を追加提示しました。

### ● マットレス選択基準のフローチャート

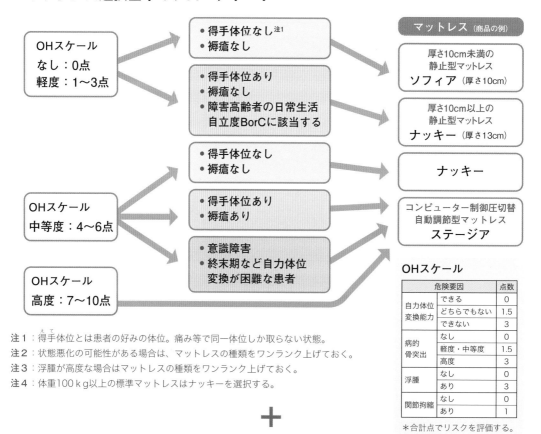

注１：得手体位とは患者の好みの体位。痛み等で同一体位しか取らない状態。
注２：状態悪化の可能性がある場合は、マットレスの種類をワンランク上げておく。
注３：浮腫が高度な場合はマットレスの種類をワンランク上げておく。
注４：体重100kg以上の標準マットレスはナッキーを選択する。

OHスケール

| 危険要因 | | 点数 |
|---|---|---|
| 自力体位<br>変換能力 | できる | 0 |
| | どちらでもない | 1.5 |
| | できない | 3 |
| 病的<br>骨突出 | なし | 0 |
| | 軽度・中等度 | 1.5 |
| | 高度 | 3 |
| 浮腫 | なし | 0 |
| | あり | 3 |
| 関節拘縮 | なし | 0 |
| | あり | 1 |

＊合計点でリスクを評価する。

**+**

❶　70歳以上　　❷　ストレッチャーで入院される患者　　❸　酸素療法しながら入院される患者

入院時歩行可能であっても、厚さ10cm以上の静止型マットレスまたはコンピューター制御圧切替自動調節型マットレスを使用する。

### マットの安全と衛生管理

　当院が使用している上記３種類のマットレスは、完全防水カバーによりアルコール清拭で除去できるため、感染対策になります。また、ナッキーとステージアについて、各10台を各病棟にレンタル導入し、COVID-19に対応する３病棟×30床のマットレス不足を解消しています。

## 褥瘡処置の実際

　具体的には、デブリードマンといった外科的治療は積極的に行いません。外用薬や創傷被覆材を使用した保存的治療を第1選択としています。

　また、処置回数の削減を考えると局所陰圧閉鎖療法（negative pressure wound therapy：NPWP）も1つの手段と考えていますが、現在までに実施した患者さんはいません。褥瘡を保有し入院される患者さんは、転院や施設への退院がほとんどのため、継続治療をお願いしています。

## COVID-19 患者の MDRPU 予防

　COVID-19では、コロナ足病変といわれる、手足の先に有痛性肢端赤紫色丘疹（しもやけ様皮膚症状）を呈することがあります。ウイルスによる血管内炎症でD-ダイマー値が高値を示し、微細な深部静脈血栓症の併発が原因と指摘されています。

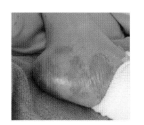

コロナ足病変の例

　そのため、D-ダイマー高値のCOVID-19患者には抗凝固剤による血栓症予防療法、医療用弾性ストッキングの着用が推奨されおり、医療用弾性ストッキングによる医療関連機器圧迫創傷（medical device related pressure ulcer：MDRPU）の予防が大切です。スタッフにMDRPUについて再認識してもらうため、予防対策を褥瘡対策チームから提示しました。

　また、酸素療法を行う患者さんが多いことから酸素マスク・酸素カニューレのチューブや紐が当たる「耳介」のMDRPU予防も提示しています。

## N95 マスクによる MDRPU の予防

　COVID-19患者の診察や看護を行う医療者が長時間にわたりN95マスクを装着することで、医療従事者のMDRPUが報告されています。当院でも数名のスタッフから鼻根部と頬部の疼痛と紅斑について相談を受けています。

　予防として、当院ではシリコーンゲル系ドレッシング材を鼻根部と頬部に貼付することを提案しています。紅斑や疼痛の症状がある医療従事者に使い方の指導と皮膚症状の定期的な観察を行っています。

　症状を放置し継続的にN95を装着することで、びらんや潰瘍に移行する可能性もあり注意が必要です。皮膚障害が発生した場合、皮膚科で診察する体制をとっています。

地域包括ケアの重要性を実感しています。

血栓による肺塞栓・脳梗塞・心筋梗塞の症状を認めた場合は、すみやかに医師への報告が必要です！

p.91「COVID-19の血栓予防」

N95マスク以外に、手袋による手の皮膚障害もみられます。保湿の指導などで皮膚・排泄ケア認定看護師が個人対応しています。

## ● MDRPU の予防対策①：医療用弾性ストッキング

医療用弾性ストッキングは、MDRPUが発生しやすいです。

---

**好発部位を理解し予防ケアを実施しましょう！**

❶ **適切なサイズの選択・フィッティング**

❷ **各勤務で皮膚の状態観察**

（発赤、皮疹、水疱、潰瘍、色調の変化、浮腫、足趾のしびれ、違和感、疼痛、掻痒感の有無など）

❸ **スキンケア**

（1日1回下肢清拭）

❹ **外力保護ケア**

病的骨突出があるとき、発赤を認めているときはシリコーンゲル系などのドレッシング材の貼付

〈商品の例〉

エスアイエイド®

（写真提供：アルケア株式会社）

ココロール®

（写真提供：スキニックス®）

**医療用弾性ストッキングによる皮膚障害好発部位**

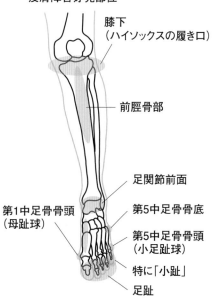

膝下
（ハイソックスの履き口）

前脛骨部

足関節前面

第1中足骨骨頭
（母趾球）

第5中足骨骨底

第5中足骨骨頭
（小足趾球）

特に「小趾」

足趾

©十三市民病院 褥瘡対策チーム

## ● MDRPU の予防対策②：酸素マスク・酸素カニューレのチューブ

酸素マスクや酸素カニューレのチューブや紐が当たる「耳介」はMDRPUが発生しやすい場所です。

> **予防ケアを実施しましょう！**
> ❶各勤務で皮膚の状態観察（発赤、皮疹、水疱、潰瘍、色調の変化、疼痛の有無など）
> ❷スキンケア（定期的な皮膚清拭）
> ❸外力保護ケア（シリコーンゲル系などのドレッシング材の貼付、ストッキングでの圧迫低減）

### ドレッシング材を使用する場合

| 貼り方 ❶ | 貼り合わせる |
|---|---|

❶ドレッシング材を3×5cm幅でカットします。

❷チューブや紐を包むようにして、粘着面を貼り合わせます。

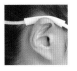

| 貼り方 ❷ | 肌に直接貼る |
|---|---|

❶ドレッシング材2×5cm幅でカットし、図のように切り込みをいれます。

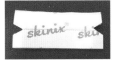

❷耳介の溝に添わせるように、V字型になるように肌に直接貼ります。

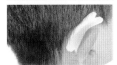

### ストッキングを使用する場合　・ストッキングはやわらかく耳介の圧迫解除に最適です。

| 使用方法 ❶ | カニューレの場合 |
|---|---|

図のようにカニューレにストッキングを通し使用します。

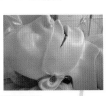

| 使用方法 ❷ | 酸素マスクの場合 |
|---|---|

酸素マスクにストッキングを通して使用します。

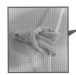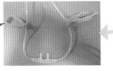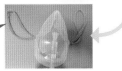

### ストッキングのカット方法

完成！

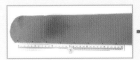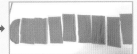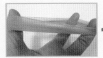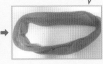

❶ストッキングを4cm幅でカットします。　　❷少し伸ばします。

## ●MDRPU の予防対策③：N95 マスクの長時間装着

**N95 による圧迫創傷好発部位**

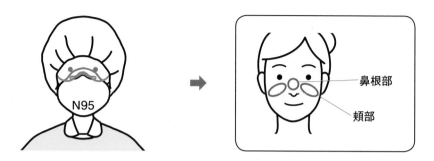

鼻根部
頬部

**貼り方**

❶クリーム洗浄剤（リモイスクレンズ）で皮膚を洗浄し
　たほうがドレッシング材の密着度が上がります。
❷ドレッシング材を約3×5cm幅でカットします。
❸隙間をつくらないように鼻と両頬部に貼ります。

〈商品の例〉

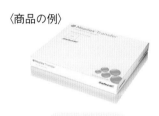

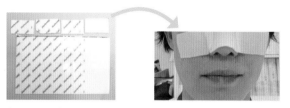

（当院はメピレックス®トランスファーを使用）

メピレックス®トランスファー
（写真提供:メンリッケヘルスケア株式会社）

❹被覆保護材を使用することでフィッティングがずれる場合がありますので、
　フィッティングテストを実施して密着性を確認してください。

**びらんや潰瘍になってしまったら…**
・皮膚科医の診察を受けてください。
・皮膚・排泄ケア認定看護師に報告してください。

©十三市民病院 褥瘡対策チーム

**参考文献**
1）日本褥瘡学会編：ベストプラクティス 医療関連機器圧迫創傷の予防と管理. 照林社，東京，2016.
2）大浦武彦，堀田由浩：OHスケールによる褥瘡予防・治療・ケア. 中央法規出版，東京，2013.

# 医療安全管理

## ラウンドでタイムリーな情報を収集する

RRTによる病棟ラウンドは、医療安全に関する情報収集の場となっています。特にCOVID-19 患者対応を行っている現場の声を聴くことで、患者状態や病棟環境、インシデントや転倒・転落など医療安全にかかわる内容をタイムリーに知ることができます。

ラウンドでの情報内容により、医療安全管理部内・緩和・認知症・転倒・転落チームなど、他チーム・部署へつなげて共有するようにしています。

p.21「RRT」

## マニュアルを作成、全員で実践する

もともと当院では、病棟ローカルルールをできるだけなくし、看護スタッフがどの病棟でも働ける体制になっています。また、職員の安全を確保し、院内感染を防ぐため、COVID-19患者を受け入れる病棟間で、事前に統一したマニュアルを作成しました。スタッフはこのマニュアルをベースに、COVID-19患者の入院時〜その他の場面について、何度もシミュレーションを行いました。

現在は、高齢・臥床患者が増えるなか、吸引・食事介助・排泄を要する患者さんの対応など、PPE（個人防護具）を着用し、1つの作業ずつ感染対策しながら、できるだけ普段と同じような看護を心がけています。

事前に統一したマニュアルでの実践が、COVID-19患者対応する際の安全につながっていると思います。

p.100「PPE」

### ● 感染対策①：バイタルサイン

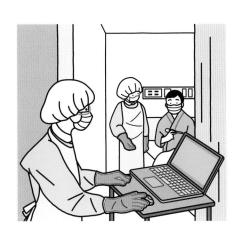

当院では看護師2人1組で実施。パソコンはカーテンの中に入れず、1人は患者対応・1人はパソコン操作を行います。

患者対応の全体像

アセスメントと全身管理

病態別の治療とケア

基礎知識

資料

● 感染対策②：痰の吸引

**①** **準備**

- 実施者：PPEを装着し入室
- 患者：サージカルマスク装着
- 側臥位で実施

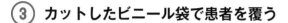

ここを
カット

10cm

**②** **透明ビニール袋（70L）の側面をカットする**

- 底部分より10cm残す

**③** **カットしたビニール袋で患者を覆う**

- ビニール袋の底をテント様にする
- ビニール袋の10cm残した側を頭の部分に入れ込む

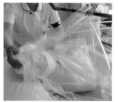
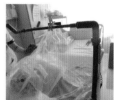

**④** **横から吸引嘴管（ヤンカー サクションチューブ）を挿入し、吸引する**

- 患者はサージカルマスクを装着したまま約30秒ビニール袋内のエアロゾルを吸引する（ヤンカーを挿入したままでも可）

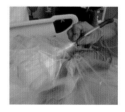
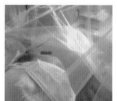

**⑤** **紙コップに水を入れ、吸引後の嘴管の中の喀痰が残らないように十分に吸う**

- 紙コップは単回使用

**⑥** **吸引嘴管を適切な方法で廃棄する**

**⑦** **吸引チューブの接続部を環境除菌・洗浄剤（ルビスタ®）で拭く**

## POINT

☑ 痰の吸引はエアロゾル（p.81）が発生するため、当院ではビニール袋で患者さんを覆い実施する。

**⑧** **ビニール袋は内側に包み込むように丸める**

## ● 感染対策③：食事介助

### POINT

☑ 患者さんと対面にならない位置で、観察しながら介助する。

**患者自身で摂取する場合**

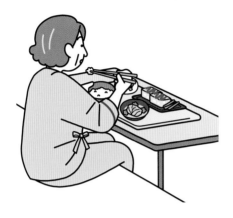

斜め後ろから見守ります。

**介助が必要な場合**

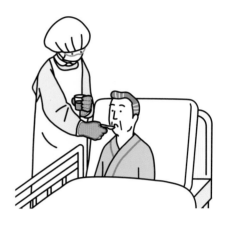

水分でむせの有無を確認後、斜め後ろから介助します。

## ● 感染対策④：排泄物の処理

①

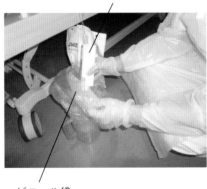

凝固用シートまたは凝固剤

ビニール袋

②

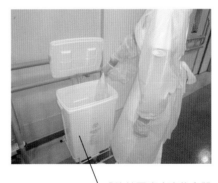

感染性医療廃棄物容器

- 膀胱留置カテーテルは排液チューブ先端をビニール袋に入れ、その中に凝固用シートまたは凝固剤を入れて固めてから感染性医療廃棄物として処理する。
- ポータブルトイレの場合もビニール袋を中にかけておき、同様に処理する。

## 事例について多職種間で共有する

COVID-19に
関して、3密を
避けて研修会を
開催しました。

　COVID-19対応について、いつもと違う環境やルールの不備、ヒヤリとしたこと、何か気づいたことをインシデントレポートで報告してもらうようにしています。主な事例については医療安全会議で検討を行い、多職種間での共有を図っています。また、医療安全ニュースを発行し、院内で情報共有も行っています。

### ● 医療安全研修（十三市民病院）

| テーマ | 講師 | 対象 | 日時・方法 |
|---|---|---|---|
| COVID-19<br>現状と感染経路 | 感染症専門医<br>（他病院より） | 全職員 | 2020年6月<br>15回コース<br>DVD研修 |
| COVID-19患者の<br>呼吸フィジカル<br>アセスメント | 慢性呼吸器疾患<br>看護認定看護師 | 全看護師 | 2020年5〜6月<br>各部署での<br>DVD研修 |
| COVID-19患者の<br>気管挿管までの準<br>備・流れを体験 | RRT | 病棟看護師 | 2020年5〜6月<br>実践研修 |
| COVID-19患者の<br>オルベスコ®吸入<br>指導 | 薬剤師 | 病棟看護師 | 2020年5月<br>実践研修 |

当院ではCOVID-19専門病院として稼働して以降、現在まで大きなインシデントは起きていません。

# 転倒・転落の対策

## ❶ リスク評価

転倒・転落の危険性のある患者さんを事前に抽出して、防止対策を実施しています。

・入院時、「転倒・転落アセスメントシート」にて転倒・転落リスクを危険度Ⅰ〜Ⅲで評価
・65歳以上は「生活の様子チェック」にて評価（入院前の生活様式を知る目的）

## ❷ 環境整備

COVID-19患者への対応はPPE着用での対応のため、すぐにベッドサイドまで駆けつけられない環境であり、患者さんの行動に合わせたベッド回りの環境整備が重要です。できる限り患者さんの動きを妨げないよう、身体抑制低減をめざして対応をしています。

転倒・転落リスクが高い患者さんは、できるだけナースステーションから近い病室を事前に選択しています。

## COVID-19専門病棟の目標

当院のCOVID-19専門病棟では、看護師は「4つの確認」をしてから退室しています。

❶ 痛みはありませんか？
❷ トイレは大丈夫ですか？
❸ 体の向きはいいですか？
❹ 物の位置はいいですか？

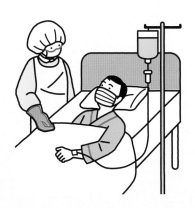

レッドゾーンから出てくる前に患者さんに確認することで、感染対策、転倒・転落の対策につながると考えています（認知症看護認定看護師より）。

## 身体抑制低減をめざす

身体抑制については、COVID-19対応前から毎日カンファレンスで評価を行っています。患者さんの身体状況や意識レベル、認知機能や安全を保つことができない場合のリスク等を総合的に考慮したうえで、身体抑制の3要件「切迫性・非代替性・一時性」についてカンファレンスを行い、身体抑制の開始・解除・続行の評価を行い、看護記録をしています。

やむをえず身体抑制を行う場合は、医師の指示、患者さんおよび家族へのインフォームド・コンセントを行い、同意を得ます。

### ● 高齢・認知症など行動予測がしにくい COVID-19 患者に使用する主な転倒・転落予防用具

#### 離床センサー付きベッド

- ベッドに内蔵した荷重センサーが患者の動きをキャッチしてナースコールが作動し、起き上がり〜離床まで設定ができる。
- 患者の行動に合わせて設定を決め、日中と夜間に使い分けをする場合もある。

#### 衝撃吸収マット

- ベッドから降りて転倒・転落した場合、患者の影響度を低減させる目的で使用する。

#### 患者状態観察カメラ

- 頻回に観察を必要とする場合（例えばポータブルトイレを頻回に使用されている患者など）、カメラで確認することで感染リスクを減らす。

> COVID-19患者を受け入れるようになってから使用しています。使用方法については病棟の倫理カンファレンスで検討を行いました。

#### 眠りスキャン

- マットレスの下に設置したセンサーにより体動（寝返り、呼吸、心拍など）測定し、睡眠状態を把握する。

> 特に夜間の排泄行動パターンを知り、どのようなきっかけで患者さんが動きだすのか把握しやすかったという声がありました。

### ● 十三市民病院で使用している主な転倒・転落予防用具

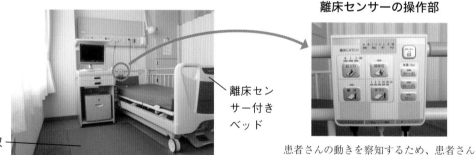

**離床センサーの操作部**

離床センサー付きベッド

衝撃吸収マット

患者さんの動きを察知するため、患者さんに応じて設定を変えて対応しています。

COVID-19患者受け入れ後、アクシデント3b（骨折）事例はありません。

**それでも転倒・転落が起こってしまった場合**

　転倒・転落フローチャートに沿って24時間のバイタルサインと状態の観察をします。転倒・転落後カンファレンスでは「SHELL分析」（ヒューマンエラーの原因分析法）での振り返りを行い、要因と改善策を検討しています。病棟スタッフにより患者さんのベッド周囲の環境をチェックし、病棟と転倒・転落チームで事例共有を行い、再発防止に努めています。

# CHAPTER

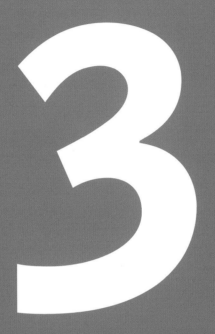

# 病態別の治療とケア

当院では中等症患者を受け入れていますが、病態はさまざまです。酸素が必要だった
り、治療薬が必要だったり、また基礎疾患によっても対応が異なります。
2020年10月末までに経験した416症例の中から、代表的な治療経過を提示します。

データでみる

# 十三市民病院のCOVID-19患者像

入院患者集計（2020年3月20日〜10月31日）

## のべ受け入れ患者数：416名
（年齢：15歳〜100歳　平均54.6歳　女性43.5%、男性56.5%）

　当院は重症患者の受け入れは行っていませんが、高齢者施設や障がい者施設などでのクラスター発生時に、寝たきりなど看護度の高い症例や、意思疎通が困難な症例を積極的に多く受け入れ、対応しました。

吸引処置、食事・トイレ介助などの業務のため、看護師のレッドゾーン滞在が長時間になる、患者さんとの距離が近くなる、患者さんがマスクを付けてくれない、フェイスシールドを患者さんが触ろうとするなど、さまざまな問題が起こりました。

## 重症度

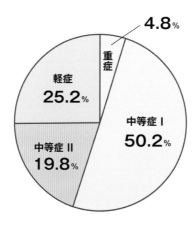

4.8%
重症
軽症 25.2%
中等症Ⅱ 19.8%
中等症Ⅰ 50.2%

- 厚生労働省の「診療の手引き」に準じて重症度分類を行いました（p.3）。当院において重症と分類した症例は、挿管下人工呼吸管理後に抜管でき、当院で抜管後の管理を行った症例と、中等症Ⅱから病状が悪化したため、高次医療機関へ転院後に挿管下人工呼吸管理を受けた症例としています。
- COVID-19の対応当初は、症状が嗅覚障害・味覚障害だけといった軽症患者を多く受け入れましたが、療養施設で健康観察を受ける人が増えてからは、胸部CTで肺炎像を認める中等症Ⅰ以上の患者さんの受け入れがほとんどとなりました。

## 重症化のリスクがあるため他院へ転院：**27**名（6.5%）

- 流行当初は、転院された多くの症例が挿管下人工呼吸管理導入となりましたが、病態が明らかになるにつれ、高流量酸素療法などを行って挿管を免れる症例が増えました。

## 喫煙歴あり：**42.3**%

## 糖尿病合併（HbA1c 6.1%以上、治療あり＋なし）：**37.5**%

- 重症化のリスク因子とされている、肥満、糖尿病合併、喫煙者、男性患者などの血管障害やCOPD（慢性閉塞性肺疾患）を基礎疾患にもつ患者さんの急変を多数経験しました。

## 人工呼吸管理後の患者：**11**名

- 大阪府全体として重症管理ベッドを確保する必要があり、大阪府入院フォローアップセンターを介しての要請に対応し、抜管後2日目以降の患者さんを受け入れ、抜管後患者の呼吸管理を行いました。
- 酸素療法、ステロイド治療、排痰促進、離床を促しリハビリテーション等を適切に行うことにより、幸い再挿管となった患者さんはいませんでした。

### 感染経路

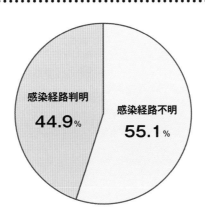

感染経路判明 **44.9**%

感染経路不明 **55.1**%

平均在院日数：**11.8**日（1日〜85日間）

- 流行当初は退院を許可するにあたり、PCR検査２回連続陰性の結果が必要であったため、入院が長期に及びましたが、新しい退院基準（p.16）が適用されるようになり、入院期間が大幅に短縮しました。

死亡：**4**名

- 当院で看取りとなった患者さんは少数ですが、随時、倫理カンファレンスを行い、隔離環境下において、家族との交流を何とか確保するように努め、よりよい看取りを心がけました。
- 死亡後の対応は厚生労働省、経済産業省による「新型コロナウイルス感染症により亡くなられた方及びその疑いがある方の処置、搬送、葬儀、火葬等に関するガイドライン」に基づき行いました。

妊婦：**15**名

- 流行が拡大するにつれ、妊娠中にCOVID-19に罹患した患者さんの妊娠管理検診をどうするかが大きな問題となり、大阪府・市と連携して妊婦の受け入れを開始しました。
- 隔離入院中も産婦人科専門医師による管理のもとで、エコー、胎児心拍数モニター等により、胎児と母体の状態を安全に保っています。
- 当院では35週前の産科的症状のない患者さんを受け入れており、より出産リスクの高いCOVID-19合併妊婦は高次医療機関へ入院となります。

## 当院での COVID-19 治療

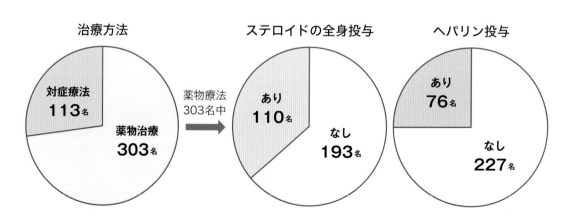

治療方法

対症療法 **113**名
薬物治療 **303**名

薬物療法303名中

ステロイドの全身投与

あり **110**名
なし **193**名

ヘパリン投与

あり **76**名
なし **227**名

- CHAPTER 1で示した薬物選択フロー（p.11）に準じて治療を行いました。
- レムデシビルは院内に在庫をおけず、当院では集中治療室管理ができないため、レムデシビル投与が必要な方は高次医療機関へ転院の方針としました。人工呼吸管理後に当院へ転院となった患者さんで2名の方にレムデシビルが投与されていました。
- 「妊娠の可能性が否定できない」「肝機能障害、高尿酸血症などを合併している」「錠剤の嚥下が困難」といった患者さんはファビピラビル内服を導入しませんでした。同様に、適切な吸入が困難な方はシクレソニド吸入を中止しました。
- ヘパリンについては、「出血傾向のリスクがある」「すでにアスピリン製剤など抗血小板薬・抗凝固薬などが処方されている」患者さんには導入しませんでした。
- ステロイドを使用する場合は、当院の糖尿病専門医師、糖尿病ケアチームと連携して血糖コントロールを行いました。

## ● 薬物治療の内訳

「COVID-19の薬物治療」についてはp. 87〜90参照

ファビピラビル ＋ シクレソニド **88**名

ファビピラビル ＋ シクレソニド ＋ デキサメタゾン ＋ ヘパリン **54**名

ファビピラビル ＋ シクレソニド ＋ デキサメタゾン（or mPSL）**16**名

ファビピラビル ＋ シクレソニド ＋ ヘパリン **7**名

ファビピラビル ＋ シクレソニド ＋ α（ナファモスタット、ヒドロキシクロロキンロピナビル・リトナビル配合）**4**名

ファビピラビル **4**名

ファビピラビル ＋ ステロイド（デキサメタゾン、mPSL、プレドニゾロン）**5**名

ファビピラビル ＋ デキサメタゾン ＋ α（ ヘパリン 、ニンテダニブ）**2**名

ファビピラビル ＋ α（ ヘパリン 、カモスタット）**3**名

シクレソニド **81**名

シクレソニド ＋ デキサメタゾン ＋ ヘパリン **3**名

シクレソニド ＋ ステロイド（デキサメタゾン、mPSL）**11**名

シクレソニド ＋ α（ ヒドロキシクロロキン 、カモスタット）**2**名

ステロイド（mPSL、デキサメタゾン、プレドニゾロン）のみ **5**名

ヘパリン **2**名

レムデシビル ＋ デキサメタゾン ＋ ヘパリン **2**名　　その他 **14**名

# 症例でみる治療とケア

**軽　症**

症状は味覚障害、嗅覚障害のみ。無治療で軽快。隔離解除にはPCR検査連続2回陰性確認が必要だった時期の症例

**20歳代　女性**

**主　訴** 味覚異常、嗅覚異常

**既往歴** 特記事項なし

**喫煙歴** なし

**現病歴** 発病4日前に友人と外食した。発病日に38℃台の発熱を認め、その後、自然に解熱した。発病3日目に味覚異常と嗅覚異常に気付いた。発病7日目にPCR検査を受け、陽性と判明。発病8日目に入院となった。

**入院時身体所見、検査結果** 体温36.4℃、SpO$_2$ 99%（室内気）。胸部X線：異常なし。血液検査：LDH 155U/L、CRP 0.03mg/dL、D-dimer 0.7μg/mL。

**入院1日目**
- 発熱なく、呼吸状態は安定している。味覚異常、嗅覚異常はわずかにあり。

**入院4日目**
- 入院後72時間、発熱なく、呼吸状態も安定していたため、PCR検査を実施した。
- 味覚、嗅覚は回復した。
- 以後、48時間間隔でPCR検査を行った。著変なく経過した。

**入院21日目**
- PCR検査2回陰性を確認し、自宅へ退院となった。退院後の経過観察を要しない病状であった。

## 症例のPOINT

　本症例は、COVID-19患者を当院で受け入れて間もない時期のため、疾患に対する恐怖感があり、厳重な感染予防対策や不慣れな個人防護具（PPE）で看護することに余裕がありませんでした。患者さんは突然、身に降りかかった隔離環境の中、メディアのさまざまな情報に一喜一憂され、不安が強く、泣きだすときもありました。看護師もCOVID-19に対する情報や知識が不十分であったこともあり、患者さんの不安軽減への配慮が行き届いていなかったことが反省点です。

## ● 味覚障害と嗅覚障害

　　COVID-19により味覚障害、嗅覚障害が生じるメカニズムは、まだ十分には解明されていません。欧州の多施設において行われたアンケート調査によると、85.6%の人に嗅覚障害がみられ、88.0%の人に味覚障害がみられたと報告されています[1]。当院でも多くの患者さんが味覚障害、嗅覚障害を訴えられましたが、1週間程度で自然軽快し、症状が遷延する人はいませんでした。

## ● PCR検査

　　当患者さんが入院された当時は、院内でPCR検査が行えず、大阪市保健所に検査を外注していました。感染リスクが不明なため、検体搬送業者と契約が結べず、保健所職員が来院し検体を搬送していましたが、マンパワーに限界があるため、夜間に回収してもらうことも多い状態でした。PCR検査結果は個人情報であり、FAXやメールによる報告では誤送信のリスクがあったため、すべての検査結果は電話連絡でした。当時は検査体制がパンクしかけており、検体採取日の2日後に結果が判明する状態でした。

　　また、PCR検査機器を購入したくても入手できない状態が長く続きました。のちにPCR検査機器を購入した後も、測定結果が安定するまでには、臨床検査技師たちの1週間以上にわたる熱心なトレーニングが必要でした。現在はPCR検査機器の自動化も進み、約3時間で、確実に結果が判明するようになりました。

## ● 退院基準

　　当患者さんの入院当時の退院基準は、24時間以上の間隔をあけてPCR検査連続2回陰性確認が必須条件となっていました。2020年6月25日の事務連絡より、有症状者の退院基準は、①発症日から10日間経過し、かつ、症状軽快後72時間経過した場合、退院可能とする、②症状軽快後24時間経過し、PCR検査または抗原定量検査で24時間以上間隔をあけ、2回の陰性を確認できれば、退院可能とする、となり、どちらかの基準を満たせば退院可能です（p.16）。

　　当院では新退院基準となってからは、多くの患者さんが①の基準で退院となっています。

**参考文献**

1) Lechien JR, Chiesa-Estomba CM, De Siati DR, et al. Olfactory and gustatory dysfunctions as a clinical presentation of mild-to-moderate forms of the coronavirus disease (COVID-19): a multicenter European study. *Eur Arch Otorhinolaryngol* 2020；277：2251-2261.

CASE 2

**CASE 2**

# 中等症 I

睡眠時無呼吸症候群合併。持続気道内陽圧呼吸療法（CPAP）使用中のため、エアロゾル発生環境からの感染予防対策が必要であった症例

---

**50歳代　男性**

（主　訴）発熱、腹痛

（既往歴）26歳　虫垂炎、手術後。38歳〜　睡眠時無呼吸症候群、CPAP治療中。52歳　脳梗塞。

（喫煙歴）20〜46歳まで25本/日

（現病歴）38〜39℃台の発熱で発病し、発病後4日目にPCR検査を受け、陽性と判明。自宅療養していたが腹痛が悪化したため、発病9日目に入院となった。

（入院時身体所見、検査結果）身長172.0cm、体重86kg、体温36.6℃、SpO$_2$ 94%（室内気）、血圧133/86、脈拍94/分整、呼吸数18/分。胸部CT：右下葉を中心にすりガラス陰影あり。血液検査：AST 24U/L、ALT 27U/L、LDH 284U/L、CRP 4.1mg/dL、D-dimer 1.4μg/mL、血糖205mg/dL、HbA1c（NGSP）6.6%。

---

**入院1日目**

- 合併症のない中等症患者という入院前情報で受け入れたが、入院時に治療機器を持参されたため、CPAP使用中とわかった。CPAP使用中はマスクからのエアリークにより、病室内がエアロゾル発生区域となるため、急遽、個室へと入院病室を変更した。
- 入院後、ファビピラビル内服、シクレソニド吸入による治療を開始した。
- 脳梗塞に対して抗血栓薬（アピキサバン）内服中。脳血管障害の既往があり、夜間にSpO$_2$モニターを装着した。

**入院3日目**

- 日中、覚醒時のSpO$_2$は良好であったが、睡眠時無呼吸のため、夜間のSpO$_2$は88%前後を示すことがあった。
- 発熱なく、腹痛も消失した。

**入院19日目**

- COVID-19による呼吸状態の悪化を認めなかった。
- 喀痰でのPCR検査が2回連続陰性であることを確認し、退院となった。退院後は、かかりつけ医で治療継続の方針とした。

# 症例のPOINT

　本症例は、流行初期の、当院ではじめてCPAPユーザーを入院管理する症例であったため、スタッフはエアロゾル発生による感染リスク増大に不安を感じました。CPAPによる医療者への感染予防対策について、医師やICT（感染対策チーム）とカンファレンスして取り組んだ症例でした。

## ●CPAPとエアロゾル発生リスク

　当患者さんの睡眠時無呼吸症候群は夜間の低酸素血症を伴っており、脳血管、心血管系に悪影響を及ぼしており、たとえCOVID-19に罹患中であってもCPAP治療は中止できない病状でした。

　マスク密着の度合いや寝返りなどでマスクが外れることもあり、CPAP治療中のエアリークは避けがたい現象です。CPAPはブロアー方式の機械であるため、エアロゾル発生のリスクが高く、ICTに相談し、個室の換気条件を確認のうえ、CPAPを自己にて終了した後3時間は入室しないよう対応し、CPAP使用中の入室はN95マスクを装着することとしました。

　患者さんは20年間CPAPを使用しており、操作やマスクの着脱は確立していました。脱着時間をナースコールで知らせてもらい、外して3時間以内の時間帯は、食事や物品を病室前のワゴンにのせ、やりとりを行いました。CPAP機器内へのウイルス付着の懸念があり、退院前にはCPAP契約業者に連絡し、自宅から持参した機械はイエローゾーンに2週間保管後、回収してもらいました。機器からの飛散による家族への感染予防を考慮し、自宅へは新たな機器を設置してもらうように手配しました。しかし、業者によって対応が異なる場合もありました。

　なお、残念ながら当院ではCPAP使用中患者さんの病室環境やCPAP機器内のPCR検査は施行できていません。今後の検討課題です。

## ●喫煙歴の影響

　COVID-19悪化因子の1つに喫煙がありますが、p.51に示したとおり、当院の入院患者集計では42.3%の患者さんに喫煙歴（過去喫煙を含む）がありました。呼吸状態が悪化したため、高次医療機関へ転院した症例27名のうち48%に、挿管下人工呼吸管理となった5名のうち80%に喫煙歴がありました。

　一方、喫煙者の15〜20%にCOPD（慢性閉塞性肺疾患）が発症するといわれており（「日本呼吸器学会、COPD診断と治療のためのガイドライン2018（第5版）」より）、当院でも転院が必要となった患者さんの30%程度に胸部CTで気腫性変化を認めました。Withコロナ時代には、禁煙をはじめとしたCOPD治療が重要と感じました。

CASE 3

# 中等症I

ステージIV（肝転移、脳転移）の肺がん治療中に
COVID-19を併発した症例

**70歳代　女性**

- 主訴 発熱
- 既往歴 高血圧
- 喫煙歴 15本/日×50年
- 現病歴 発病14日前、前医に入院し、肺小細胞がん、多発肝転移、出血性転移性脳腫瘍に対して化学療法・放射線治療中であった。発病日、発熱を認めるため、自宅へ退院の前に施行された新型コロナウイルスLAMP検査で陽性が確認され、発病3日目に当院へ転院となった。
- 入院時身体所見、検査結果 体温36.7℃、$SpO_2$ 97%（室内気）。胸部単純X線写真：右下葉に腫瘍性病変を認める。肺野に気腫化あり、COVID-19肺炎に典型的なすりガラス陰影を認めない。血液検査：AST 427U/L、ALP 1733U/L、LDH 19680U/L、CRP 18.30mg/dL、D-dimer 11.8$\mu$g/mL。著明な肝機能障害を認める。

**入院1日目**

- 合併症が重篤なため、中等症IのCOVID-19と分類した。
- 発熱なく呼吸状態は安定していたが、るい痩、全身倦怠感が著明、呼びかけにはわずかに開眼するが発語が難しい状態。誤嚥の危険性があるため絶食、補液とし、肝機能異常を考慮しオルベスコ®吸入のみ開始とした。

**入院3日目**

- 肺がん、緩和ケア期の患者さんであり、前医にて急変時の相談がなされており、DNAR（do not attempt resussitation）の方針と申し送りがあった。当院でも方針を再確認し、末梢補液を継続しながら経過を追うこととなった。

**入院6日目**

- 呼吸状態、意識レベルは横ばい。PCR検査（鼻咽頭ぬぐい液）陰性。

**入院11日目**

- 経過中に呼吸状態の悪化や意識レベルの低下を認めず、緩和ケア継続の目的で前医へ転院となった。

# 症例のPOINT

　入院時に微熱と咳嗽はありましたが徐々に改善し、その他の症状はみられませんでした。入院前に転移性脳腫瘍からの出血があり、安静度はベッド上安静でしたが、会話は可能でした。

　誤嚥性肺炎を避けるため欠食していましたが、少量の水はむせることなく飲め、希望に応じて介助しました。麻痺はないものの、頭頸部、腰背部、下肢の疼痛があり、安楽な体位を確認しながら体位変換を行いました。また、疼痛時はアセトアミノフェン点滴により除痛を行いました。

## ● がん緩和ケア期の在宅療養への支援

　当患者さんは肺がんの緩和ケア期のため、がんに対しての根治療法は困難であり、前医では本人の希望もあり在宅療養の方針でした。患者さんはもともと延命治療を希望していなかったため、挿管下人工呼吸管理を導入しないDNARの方針となりました。

　隔離入院中は家族の面会ができないため、モバイルを使用し、1日1回のテレビ電話での面談を提案し、時間を調整して行いました。患者さんの体調や気分によっては十分に会話ができず、嫌がられ、強くあたられることもありましたが、顔を見て話しかけることで安心されました。退院基準を満たした段階でかかりつけ医への転院と、将来スムーズに在宅療養できるように退院支援しました。

## ● がん治療とCOVID-19

　抗がん剤や放射線治療を行っている患者さんにCOVID-19が併発した場合、現行の抗腫瘍治療を継続するか否かに関しては、中止しなければならないという意見にはなっていません。

　COVID-19を併発したことにより高熱や食事摂取量が低下、体力を消耗し、全身状態が悪化することは避けられません。隔離入院の状況では家族との面談の機会が失われることで、最期の看取りができなくなる可能性を説明しなければなりません。インフォームド・コンセントを形成する機会が少なくなるため、緩和ケア目的で用いるオピオイド製剤や鎮静剤使用などのタイミングが難しくなります。

## CASE 4

## 中等症 I

妊娠中にCOVID-19を併発し、全身状態が悪化したため
ステロイド治療を必要とした症例

---

**20歳代　女性**

主 訴 発熱

既往歴 特記事項なし

喫煙歴 なし

現病歴 妊娠21週。妊娠経過は順調であった。夫がCOVID-19に罹患。発病日に37℃の
発熱と下痢を自覚した。接触者であり、発病6日目に新型コロナウイルス抗原検
査を受け、陽性と判明。発病7日目、当院へ入院となった。

入院時身体所見、検査結果 体温38.1℃、$SpO_2$ 95％（室内気）、胸部CT：両側肺野に斑状
のすりガラス陰影や胸膜近傍に類円形の肺炎像を認める。血液検査：WBC 7760/$\mu$L、
LDH 141U/L、CRP 2.74mg/dL、D-dimer 1.5$\mu$g/mL。

---

**入院1日目**

- 入院時より38℃台の発熱を認めたため、アセトアミノフェンの屯用内服とシク
レソニド吸入（800$\mu$g/日）を開始した。
- 経腹壁エコーで、胎児は妊娠週日相当の大きさであり、分娩監視装置（CTG）
でも胎児心拍数は正常であった。

**入院2日目**

- 入院後、39℃の発熱が持続し、$SpO_2$ 95％（室内気）。息苦しさや咳嗽の悪化に
より腹部の緊満が強くなったため、プレドニゾロン（PSL）40mg/日の内服治
療を開始した。PSL 40mg/日を5日間継続した。

**入院7日目**

- 体温が37℃を超えなくなったためPSL 20mg/日へ減量し、4日間継続した後に
PSLを終了した。
- この日より子宮収縮を自覚するようになった。胎動心拍数に問題なし。

**入院8日目**

- 腹部の緊満があり、胎動を感じにくくなったため、イソクスプリン（ズファジラ
ン®）内服を開始した。

入院9日目

↓ ・腹部緊満も軽快し、胎動も自覚するようになった。

入院13日目

・患者も胎児も経過良好であり退院となった。

## 症例のPOINT

　当院では2020年7月下旬からCOVID-19無症状〜軽症の妊婦さんの入院管理を行っています。

### ● 妊娠中の薬物療法

　　催奇形性の問題があり、ファビピラビルは妊婦に使用していません。ステロイドの使用に関しては胎盤通過性を考慮し、デキサメタゾンではなく、プレドニゾロンを治療薬としました。妊娠中の患者さんにステロイドを投与するため、また、シックデイでもあり、朝食前と毎食2時間後の血糖測定を行い、糖尿病専門医師の指示によりインスリン療法を実施しました。

### ● 母胎・胎児の管理

　　COVID-19の症状観察に加え、妊婦健診に準じて、妊娠周期に合わせた母胎の観察を行いました。1日2回ドプラで胎児心音を確認し、腹部の張りを自覚したときは分娩監視装置（CTG）でモニタリングを行いました。

　　妊婦には全員、弾性ストッキングを装着し、静脈血栓予防を行いました。

### ● 心理的ストレスの緩和

　　COVID-19に限らず、妊娠中に感染症を併発した患者さんは、胎児への影響、出産後の児の成長への影響、今後の妊娠経過、内服薬やステロイド使用に対する不安、同胞子育ての不安など、さまざまな心理的ストレスにさらされており、それを緩和するため、医師と協力し、そのつど説明を行いました。頻繁に訪室できないため、医師とのやりとりはモバイルを用いました。

　　また、当患者さんは身近に支援者がいないため、患者さんと相談し保健福祉センターへ要養育支援者情報提供表を送付し、退院後のフォローアップを依頼しました。

CASE 5

# 中等症Ⅱ

糖尿病合併。ステロイド治療により血糖コントロールが増悪し、インスリン強化療法を新規に導入した症例

## 40歳代 男性

**主 訴** 発熱

**既往歴** 糖尿病

**喫煙歴** 15本/日

**現病歴** 発病4日前に友人と会っていた。発病日以降38〜39℃台の発熱が持続するため、発病5日目にPCR検査を受け、陽性と判明。宿泊施設療養を行っていたが息苦しさが悪化し、$SpO_2$ 93％と低下を認め、発病9日目に入院となった。

**入院時身体所見、検査結果** 体温36.6℃、$SpO_2$ 96％（2L経鼻カニューラ）。胸部CT：両側肺野びまん性にすりガラス陰影あり。血液検査：AST 59U/L、ALT 22U/L、LDH 550 U/L、CRP 11.64mg/dL、D-dimer 1.1μg/mL、血糖486mg/dL、HbA1c（NGSP）11.4％。

### 入院1日目

- 急性呼吸不全を伴った中等症Ⅱの症例のため、ただちに酸素療法、アビガン®内服、オルベスコ®吸入、ヘパリン10000単位/日の皮下注射、デキサメタゾン6mg点滴、電解質補液点滴を開始した。
- インスリン療法（ヒューマリンR®によるスライディングスケール）開始。

### 入院3日目

- 呼吸状態は安定しつつあり、1日4回の血糖測定で、209-321-219-282。毎食前にヒューマリンR®4単位、眠前にグラルギン®6単位皮下注射＋スライディングスケール。

### 入院6日目

- 呼吸状態が安定したため、酸素を止め、ヘパリン、デキサメタゾンを終了した。
- 1日4回の血糖測定で、141-147-204-241。毎食前にヒューマログ®6単位、眠前にグラルギン®12単位皮下注射。
- 以後72時間、ほぼ無症状で経過し、呼吸状態の悪化を認めなかった。

### 入院11日目

- 血糖コントロール目的での入院延長を勧めたが希望されず、インスリンを中止し、糖尿病治療薬内服のみで退院とし、退院後は近医での糖尿病治療継続の方針となった。

## 症例のPOINT

　本症例は、COVID-19の入院時よりHbA1cが非常に高く、もともと血糖コントロールが不良であったと考えられました。入院中はインスリン強化療法を行い、血糖コントロールが安定しつつありましたが、患者希望にてインスリン治療導入を行えず、退院後の糖尿病治療継続に懸念が残ることになりました。

### ● ステロイド薬「デキサメタゾン」

　デキサメタゾンは合成副腎皮質ホルモン（ステロイド）であり、抗炎症作用、抗アレルギー作用、免疫抑制作用をもちます。厚生労働省は「新型コロナウイルス感染症（COVID-19）診療の手引き（2020年9月現在、第3版）」を公開しており、ステロイド薬のデキサメタゾンを国内で2例目の正式なコロナ治療薬として承認しています。

　手引きでは、英国オックスフォード大学や英国立衛生研究所などが主導した大規模多施設無作為化オープンラベル試験の結果を紹介しています。この研究は6425人の参加者を対象に行われ、人工呼吸管理を必要とした患者と酸素投与を必要とした患者で、デキサメタゾンの投与を受けた患者と受けなかった患者を比較して、デキサメタゾン投与により死亡率が減少したことが示されました。

### ● 血糖コントロールが重要

　当院でもデキサメタゾン承認以後は、酸素投与が必要となった場合はすみやかに投与を開始していますが、多くの患者さんで血糖コントロールの悪化を認めるため、糖尿病専門医師、糖尿病ケアチーム（DCT）と協働し血糖管理を行っています。また、デキサメタゾン投与開始とともにプロトンポンプ阻害薬の併用も開始しています。

　COVID-19重症化のリスク因子として糖尿病（p.26）があり、注意が必要ですが、肥満（BMI30以上）、高血圧、心血管疾患もリスク因子です。米国糖尿病学会の見解では、糖尿病があっても血糖コントロールが良好であれば、COVID-19による危険性は、糖尿病でない人と同等であり、血糖コントロールが重要であることが示されています［CHPTER 2（p.26）参照］。当院ではCOVID-19パンデミック前より定期的なDCT活動の実績があり、COVID-19対応時における血糖コントロールでもDCTを中心として、血糖コントロールが適切に行われています。

CASE 6

# 中等症Ⅱ

低酸素血症が悪化したが、挿管下人工呼吸管理を希望しなかったため、高流量酸素療法を行い軽快した症例

## 70歳代　女性

| 主　訴 | 下痢、腹痛 |
| 既往歴 | 高血圧、脂質代謝異常症 |
| 喫煙歴 | 15本/日×50年 |

**現病歴** 入院1か月前からの下痢と入院当日の下血を主訴に前医へ救急搬送された。発熱、呼吸困難はなかったが、入院時スクリーニング検査として行われた鼻咽頭ぬぐい液での新型コロナウイルス抗原検査が陽性と判明。胸部CTではすりガラス陰影があり、同日に当院へ紹介入院となった。

**入院時身体所見、検査結果** 体温36.4℃、SpO$_2$ 95%（室内気）。胸部CT：両側肺野びまん性にすりガラス陰影を認める。血液検査：RBC 2.35×10$^6$/$\mu$L、Hb 7.6g/dL、LDH 298U/L、CRP 7.37mg/dL、D-dimer 3.0$\mu$g/mL。貧血とDダイマー上昇を認める。

### 入院1日目

- 大腸憩室炎と診断し、絶食、持続点滴を開始した。
- バイタルサインは安定していたため、入院日は輸血を行わずに経過観察した。

### 入院3日目

- 絶食となっており、また呼吸状態の悪化を認めたため、ファビピラビル内服、シクレソニド吸入は行えなかった。
- 酸素療法は、経鼻カニューラ4L/分の使用下でSpO$_2$ 89〜99%と変動が大きかった。
- 入院後、明らかな下血を認めなかったため、デキサメタゾンの点滴、ヘパリン皮下注射を開始した。

### 入院4日目

- 酸素吸入をシンプルマスク5L/分と増量したが、SpO$_2$ 70〜80%。挿管下人工呼吸管理が可能な高次医療機関への転院を提案したが、転院も人工呼吸管理も希望されなかったため、当院での治療を継続した。酸素吸入はリザーバーマスク10〜15L/分に増量（当日のみ）。
- 胸部X線で肺炎像は悪化しており、ステロイドをデキサメタゾン点滴からメチルプレドニゾロン500mg/日の点滴へと変更した（いわゆるステロイドパルス療法を3日間）。

【入院5〜13日目】

- ステロイドパルス療法後は、プレドニゾロン30mg/日の点滴に変更し、以後、ステロイドを漸減した。
- 酸素吸入量は、高流量酸素療法（オキシマイザー®：リザーバー付き経鼻酸素カニューレ）7L/分に変更し、当初は不安定であったが$SpO_2$ 90〜100%を維持できるようになった。
- 入院後は下血を認めず、入院後10日目にHb 10.1g/dLに回復したため、食事を再開した。

【入院14日目】

- その後も酸素を減量でき、入院22日目には酸素終了となった。
- 入院時より、膀胱留置カテーテルで安静を促していたが、呼吸状態が安定してきたため、膀胱留置カテーテルを抜去しADLを拡大した。シャワー浴も見守りで行える状態になった。

【入院36日目】

- 医療ソーシャルワーカー（MSW）と協働し、自宅環境を確認しながら、入院による筋力低下の改善に向けて、リハビリテーション目的で近隣の医療機関に転院となった。

## 症例のPOINT

　当院ではCHAPTER 2に示したとおり、酸素療法は低流量酸素療法を基本としており、患者さんの酸素需要が5L/分で$SpO_2$ 90〜93%を維持できなくなれば高次医療機関への転院の方針としています。当患者さんは高次医療機関への転院も挿管下人工呼吸管理も希望されなかったため、当院で高流量酸素療法を行いました。

　本症例は悪性腫瘍の緩和ケア期ではありませんでしたが、入院時より「延命治療はしてほしくない」と人工呼吸管理を希望していなかったため、急変時はDNARの方針となりました。呼吸状態悪化の状況を家族に報告し、急変時ケアについての家族の意思を随時確認しました。家族は悪化した状況に戸惑いながらも、人工呼吸管理は行わず、当院でできる範囲の治療を希望する、と意思統一されました。全身状態は一進一退であり、呼吸困難が増強したときの苦痛緩和について緩和ケアチームに相談しました。幸い鎮静薬、睡眠導入薬等は使用せずに軽快されました。

### ● 高流量酸素療法

　高流量酸素療法を行うと、（現在、異論もありますが）エアロゾル発生環境となり、看護スタッフへの感染リスクが上がります。COVID-19に対してのネーザルハイフロー療法（NHF）やリザーバーマスクの使用による安全性は確立して

おらず、看護師には処置中の感染リスクに不安な気持ちがあったため、カンファレンスを実施しました。

　当初はリザーバーマスク15L/分を使用しましたが、次の日にはオキシマイザー®7L/分を上限とし、$SpO_2$は90％前後を容認する方針としました。また、エアロゾルについて再学習し、正しい知識とN95マスクのフィットテストを行いました。幸い、ステロイド治療が奏功し$SpO_2$ 93％の維持が可能となり、呼吸数、努力呼吸の状態を確認しながら酸素流量を徐々に減量し、最終的には酸素療法を終了できました。

## 大阪市立十三市民病院の施設全体像 （2020年10月末現在）

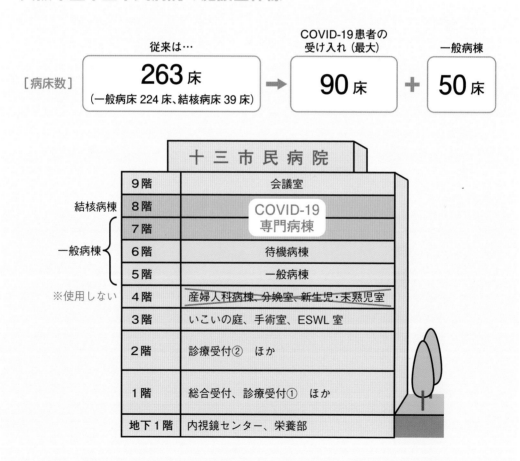

**CASE 7**

# 中等症 II

自己での喀痰喀出が困難なため、頻回の喀痰吸引を必要
としたが、エアロゾル飛散防護テントを自作して感染防
止対策を行った症例

**70歳代　女性**

主 訴　発熱

既往歴　認知症、高血圧症、脂質異常症、骨粗しょう症、誤嚥性肺炎

喫煙歴　なし

現病歴　認知症のため特別養護老人ホームに入所中。ADLは寝たきり、オムツでの排泄、
全介助で常食を摂取していた。入所中の施設内でCOVID-19患者が発生したため
PCR検査を受け、帰宅途中で呼吸状態が悪化したため、前医に救急搬送された。
前医に入院中PCR検査陽性と判明し、当院へ転院となった。

入院時身体所見、検査結果　体温37.1℃、SpO$_2$ 94%（1L経鼻カニューラ）、呼吸回数20/
分、胸部CT：左右肺野に非区域性にすりガラス陰影が広がっている。血液検査：WBC
7370/$\mu$L、LDH 401U/L、CRP 2.92mg/dL、D-dimer 2.9$\mu$g/mL。LDH、Dダイマー
の上昇。

**入院1日目**

・安定した嚥下が困難であったため、経鼻胃管チューブを挿入し、ファビピラビル
（アビガン®）を溶解し注入開始した。合計14日間投与を行ったが、肝障害等の
副作用を認めなかった。

・施設入所中より誤嚥性肺炎のエピソードがあり、胸部CTでも一部に浸潤影を認
め、誤嚥性肺炎の合併ありと判断し、一般抗生剤（セフメタゾール）点滴を開始
した。1週間投与し終了した。

・喀痰検査ではMRSA（メチリン耐性黄色ブドウ球菌）が分離されたが、原因菌
とは判断せずMRSAキャリアと考えた。

**入院7日目**

・メイバランス®＋白湯＋塩化ナトリウムによる経管栄養を開始した。以後、退院
時まで継続。

**入院8日目**

・呼吸状態が安定したため、酸素吸入を終了した。

患者対応の全体像

アセスメントと全身管理

病態別の治療とケア

基礎知識

資　料

67

入院21日目
・末梢補液終了し、経管栄養のみで栄養水分管理を行った。

入院29日目
・療養型病院へ転院となった。

## 症例のPOINT

　本症例のようにもともと、高齢、寝たきりでCOVID-19を併発した場合、看護度が高くなり、吸引処置などによるエアロゾル発生や、通常のケア時に患者さんとの距離が近くなるため、個人防護具（PPE）に加えて、感染源となる部位を被覆する工夫が必要でした。

### ● 吸引時の感染対策

　入院時より湿性咳嗽と喀痰が多い患者さんでした。咳嗽反射はありますが、喀痰喀出困難であり、口腔内に唾液の貯留もみられました。吸引による飛沫とエアロゾル発生抑制のため、ビニールシートを頭部に被せ、サージカルマスクで口元を被いながら背後より口腔内、気管吸引を行いました（p.44）。

### ● 認知症症状への対応

　意識レベルGCS4-4-4、話しかけても会話が成り立たず、独語も認められました。四肢は硬く、動かそうとすると抵抗され、臀部や踵部に持続する発赤もあり、2～4時間ごとに体位変換が必要でした。

　EDチューブを抜去しようとする動作があり、両手にミトンを装着しました。認知症サポートチームと協働し、室内や睡眠環境を整え、訪室時には刺激を与えるようにしました。症状の改善とともに徐々に自発語もみられ、会話ができることもありました。発熱が続き、喀痰量が多かったため、末梢静脈栄養を行い、内服のみ経管栄養より注入しました。

　口腔ケアは、自力での歯磨きや含嗽が困難なため、歯ブラシを使用せず、スポンジブラシを固く絞りぬぐい取りました。清潔ケアはディスポーザブルタオルでの全身清拭とドライシャンプー、陰部洗浄は清浄クリーム（リモイス®クレンズ）での清拭を行いました。

　退院後も吸引や経管栄養などの医療的処置が必要な状況であったため、MSWとともに、嚥下訓練が行える病院へ調整を行い、退院基準を満たしたのち転院となりました。

**CASE 8**

# 中等症 II

呼吸不全悪化のため、高次医療機関へ転院。挿管下人工呼吸管理を行われなかった症例

## 60歳代　男性

**主　訴** 呼吸困難

**既往歴** 67歳、前立腺肥大。高血圧症。

**喫煙歴** 20～45歳まで20本/日

**現病歴** 発病4日前に発端者と会食した。全身倦怠感で発病し、徐々に息苦しさが悪化。発病9日目にPCR検査を受け、発病10日目に陽性と判明し、息苦しさが強いため、同日に入院となった。

**入院時身体所見、検査結果** 身長172.0cm、体重74.0kg、体温36.8℃、$SpO_2$ 88%（室内気）、$SpO_2$ 91%（5Lマスク）、血圧163/97、脈拍111/分 整、呼吸数25/分。胸部CT：両側肺野広汎にすりガラス陰影が広がっている。血液検査：AST 52U/L、ALT 67U/L、LDH 364U/L、CRP14.1mg/dL、D-dimer 0.9$\mu$g/mL、血糖147mg/dL、HbA1c（NGSP）5.6%。血液ガス（室内気）：pH 7.449、$PaCO_2$ 33.5torr、$PaO_2$ 56.4torr、$HCO_3^-$ 22.9 mmol/L、BE 0.0mmol/L。

### 入院1日目、転院

- 入院後、ファビピラビル内服、シクレソニド吸入、ヘパリン5000単位の皮下注射、デキサメタゾン6mg点滴による治療を行った。しかし、その後も$SpO_2$ 91%（5Lマスク）前後と酸素化不良となり、挿管下人工呼吸管理導入を考慮し、高次医療機関に転院の方針とした。
- 大阪府入院フォローアップセンターに転院調整を依頼し、入院約6時間後に転院となった。

### 転院後

- 高次医療機関のICUに入室。治療により、いったん呼吸状態は安定したが、発症後13日目に低酸素血症が悪化したため、ネーザルハイフロー（NHF）療法開始となった。NHF療法を5日間行い、その後、3日間、経鼻カニューラでの酸素療法を行った後、酸素療法は終了となった。
- 転院時から5日間、レムデシビルを投与。デキサメタゾンとヘパリンの投与を10日間継続。全身状態が改善したことを確認し、転院後12日目で自宅へ退院となった。

## 症例のPOINT

　　COVID-19は発症から10日前後に悪化することが多く、本症例も急性悪化のリスクが高い時期に当院へ入院となりました。緊急入院時も意識レベルは保たれており、呼吸困難も比較的軽度でしたが、呼吸回数は増多し、血液ガスも I 型呼吸不全を呈しており、自覚症状と低酸素血症の乖離を認めていたため、重症度の評価に注意が必要な症例でした。

### ● 呼吸不全の評価

　　高次医療機関へ転院が妥当かどうかの判断には、$SpO_2$や血液ガス検査での呼吸不全の正確な評価が重要です。最終的には、当患者さんに挿管下人工呼吸管理は導入されませんでしたが、NHF療法が必要な呼吸不全レベルでした。

　　最近、NHF療法を行った場合も、経鼻カニューラや標準酸素マスクと比較して飛沫感染や接触感染のリスクを増加させないとの報告もありますが、当院では「COVID-19診療の手引き」に準じて、NHF療法は挿管下人工呼吸管理に習熟している施設で可能な呼吸管理と位置づけており、今のところ当院ではNHF療法の使用経験はありません。

当院には「感染症専門医」がいません。そのため、当院がCOVID-19患者受け入れを開始した2020年3月より現在に至るまで、大阪市立大学大学院 呼吸器内科学教室 川口知哉教授、臨床感染制御学教室 掛屋弘教授、両教室の先生方に指導を仰ぎ、患者診療、院内感染対策、職員の健康管理など、すべてにわたり一から十まで教えていただきました。
COVID-19の流行当初、さまざまな情報が飛び交い混乱した面がありましたが、専門チームに来院してもらい、対面して話をし、実地に院内をチェックしてもらえたことで、全職員に安心感と自信が生まれました。
現在も週に3〜4回、定期的に専門医師を派遣してもらっており、最新の知見を院内状況に則した形でアドバイスをもらっています。

## **CASE 9**

# 重　症

呼吸不全悪化のため、高次医療機関へ転院。挿管下人工呼吸管理が行われた症例

### 60歳代　男性

**主　訴**　咳嗽、倦怠感

**既往歴**　狭心症（大動脈バイパス術後）、糖尿病（インスリン使用中）、高血圧症

**喫煙歴**　40本/日×29年（14年前に禁煙）

**現病歴**　発病約1週間前に繁華街で飲食をした。発病日に強い倦怠感を自覚。その後、妻が先にCOVID-19発病と判明し、患者自身もCOVID-19と診断されたため、発病6日目に当院へ入院となった。

**入院時身体所見、検査結果**　身長164.5cm、体重65kg、体温36.5℃、SpO$_2$ 93%（室内気）。胸部X線：両側肺炎像、特に右下肺野に気管支透亮像を伴った肺炎像を認める。血液検査：WBC 6320/$\mu$L、LDH 524U/L、CRP 12.78mg/dL、D-dimer 1.3$\mu$g/mL、HbA1c 9.6%、血糖267mg/dL。

### 入院1日目

- 発熱なく、呼吸数22回/分、室内気でSpO$_2$ 93%であったが、呼吸困難の自覚症状はなかった。
- シクレソニド吸入を開始した。

### 入院2日目

- 日中はSpO$_2$ 98%であったが、深夜にSpO$_2$ 88%に低下した。起き上がり動作で呼吸数25回/分と呼吸促迫になるため、酸素2L/分で開始しSpO$_2$ 94%に上昇。SpO$_2$モニターを装着した。
- その後、側臥位で寝ていたが、SpO$_2$ 88%と低下したため、酸素3L/分に増量。

### 入院3日目

- 酸素化は改善せず、胸部X線で右上肺野の浸潤影が新たに出現。重症化しつつあると考え、大阪府入院フォローアップセンターに連絡し、高次医療機関へ転院した。

### 高次医療機関転院1日目

- 胸部CTで両側散在性の浸潤影を認め、酸素5L/分の投与下でSpO$_2$ 93%維持が困難であったため、挿管下人工呼吸管理となった。
- 細菌性肺炎※の合併も考慮され、カルバペネム系抗生剤、キノロン系抗生剤、ファビピラビル、tPA製剤が開始となった。

（**高次医療機関転院2日目**）

　・急激な血圧低下をきたし、大量補液、カテコールアミン投与、ステロイドパルス
　　療法を開始したが、循環呼吸動態の改善を認めなかった。

（**高次医療機関転院3日目**）

　・全身状態が改善せず死亡された。

※細菌性肺炎…肺炎の原因となる病原体として、一般細菌、マイコプラズマ、クラミジア属、レジオネラ・ニューモフィラ、
　ウイルスなどが挙げられ、臨床的特徴も大きく異なっている。細菌性肺炎（市中肺炎）の代表的な原因菌
　は、肺炎球菌、インフルエンザ菌である。

## 症例のPOINT

　当患者さんは入院後2日目、発症後7日目に急激に呼吸状態が悪化しました。基礎疾患に糖尿病、狭心症、高血圧がある患者さんに発症したCOVID-19症例であり、厚生労働省作成の「診療の手引き」に記載されているとおり、重症化のリスク因子を複数個もっていました。また、COVID-19は発症から10日前後が悪化する危険が高いといわれており、当患者さんもその時期に該当しました。今後もリスク因子をもつCOVID-19患者の呼吸状態を慎重に観察する必要があると考えます。

### ● 肺血栓塞栓症の併発

　　当患者さんは大動脈バイパス術後のため、入院前からバイアスピリンを内服中でしたが、今回の急変にあたり、胸部X線の陰影悪化程度のわりに、低酸素血症が急激に強く起こっており、肺血栓塞栓症の併発などが考えられました。2020年5月のWichmann Dらの報告で、死亡12名の検死において、7例に深部静脈血栓症（DVT）を認め、4例に肺血栓塞栓症（PE）を認め、PEが直接死因であったとされています[1]。

　　その後、抗凝固療法の導入についていくつもの提案がされており、当院でも禁忌がない場合は、比較的早期よりヘパリン皮下注射による抗凝固療法を導入しています。

参考文献

1）Wichmann D, Sperhake JP, Lütgehetmann M, et al. Autopsy findings and venous thromboembolism in patients with COVID-19: A prospective cohort study. *Ann Intern Med* 2020; 173: 268-277.

# 重 症

前医で挿管下人工呼吸管理を受け、抜管2日目に転院。
酸素の減量、血圧・血糖コントロールを行い、無事に退
院となった症例

## 50歳代　男性

**主 訴** 呼吸困難

**既往歴** 高血圧症、高尿酸血症、脂肪肝

**喫煙歴** 20～40歳まで25本/日

**現病歴** 発病日に倦怠感と発熱を自覚。発病5日目、他院の感染症指定医療機関に受診し
COVID-19と診断され、発病7日目に入院。入院後、酸素療法、シクレソニド吸
入を開始されたが著明な低酸素血症を認め、発病9日目、高次医療機関へ転院と
なった。ARDS（急性呼吸窮迫症候群）と診断されICUに入室、ただちに気管内
挿管、人工呼吸器管理を開始。ファビピラビル注入、デキサメタゾン点滴、ヘパ
リン持続点滴、一般抗生剤（メロペネム＋レボフロキサシン）点滴を施行。呼吸
状態の改善が得られたため、発病16日目に抜管。その後、酸素3L/分で呼吸状
態が安定したため、発病17日目、当院に転院となった。

**入院時身体所見、検査結果** 身長165.0cm、体重85.0kg、体温37.4℃、$SpO_2$ 98%（3L
経鼻カニューラ）、血圧128/78、脈拍98/分整、呼吸数18/分。胸部CT：両側肺野広汎に
左肺下葉中心にすりガラス陰影が広がっているが、その他の部位は陰影が消退しつつある。
血液検査：AST 70U/L、ALT 103U/L、LDH 303U/L、CRP 0.26mg/dL、D-dimer
2.3$\mu$g/mL、血糖190mg/dL、HbA1c（NGSP）7.2%。

### 入院1日目

- 転院時は膀胱留置カテーテル、頸部に中心静脈カテーテル挿入中、酸素3L/分
  で吸入中であった。$SpO_2$ 97～98%と安定していたが、咳嗽、全身倦怠感、喀
  痰喀出困難、せん妄を認めた。
- 前医で開始されたファビピラビル、デキサメタゾン、ヘパリン、一般抗生剤は転
  院前に終了となっており、再開せずに経過観察とした。
- 血圧コントロールのために、ニカルジピン持続点滴を必要とした。また、インス
  リンによる血糖コントロールを行った。

### 入院2日目

- 嚥下評価し、食事を開始。見守りのもと誤嚥なく飲食でき、全粥から常食へ変更
  した。
- 安静度を徐々に上げ、$SpO_2$値や呼吸数、脈拍、呼吸困難の有無を確認。

入院5日目
→
- 酸素を終了。血圧コントロールはアムロジピン内服に切り替え、中心静脈カテーテルと膀胱留置カテーテルを抜去した。

入院8日目
- 全身状態良好のため、自宅へ退院となった。糖尿病については、かかりつけ医で治療継続の方針となった。

## 症例のPOINT

　　本症例の抜管直後の管理は転院前のICUでしていただきましたが、転院搬送の身体的負担も加わり、抜管2日目であっても呼吸循環動態が不安定でした。咳嗽が非常に強く、喀痰喀出が困難であったため、すべてのPPEを着用し、エアロゾル発生による曝露に注意しながら、頻回の呼吸処置を行うことが必要でした (p.44参照)。

### ● 抜管後の注意点

　　気管内挿管下人工呼吸管理を経て、抜管後におけるケアの注意点は、咽喉頭浮腫、舌根沈下、分泌物貯留、誤嚥、無気肺、などの有無を慎重に観察することです。当患者さんは抜管後2日目に転院となったので、抜管直後の気道けいれんや覚醒不良による無呼吸の危険は少ない時期でしたが、まだ喀痰喀出がしにくく、人工呼吸管理後せん妄が残っている状態で転院して来られました。

　　抜管後の咽喉頭浮腫や喘鳴は2～15.4%の割合で発生するといわれており、再挿管が必要となった症例は0.17～0.19%と報告されています[1]。人工呼吸管理中と比較して抜管後は血行動態等が大きく変化するため、当患者さんも高血圧、高血糖のコントロールのために降圧薬の持続点滴やインスリン治療が必要でした。

### ● せん妄症状への対応

　　メンタル面の問題として、入院時より「ずっと男の人が立っている」とせん妄症状があり、精神科リエゾンと認知症サポートチームに介入を依頼し、睡眠薬や点滴時間を見直し、生活リズムを整えました。また安全確保のため、一時的に離床センサー付きベッド、両手ミトン、4点柵、衝撃吸収マットを設置、使用しました (p.48)。

　　離床センサーのみでは行動の把握が困難であり、PPEの準備に時間がかかることや、頻繁な訪室が困難なため、患者さんと家族に説明し了承を得たうえで、患者状態観察カメラを設置しました。離床センサーが作動したときに、観察カメラで状況を確認することができました。

## ● 離床の進め方

　　　入院４日目より昼夜逆転やせん妄症状は改善し、離床を進めていきました。リハビリテーション科が作成した離床の進め方（p.32）に基づき、ADLを評価し、膀胱留置カテーテル抜去前に立位、足踏みを確認しました。ふらつきはありましたが膝折れはなく、背後より腰部を支えてトイレまで歩行しました。歩行時には心拍数とSpO$_2$値をモニタリングし、呼吸困難の程度を確認しました。

　　　その後、ナースコールを使用することが可能となり、膀胱留置カテーテルを抜去し、日中はトイレ歩行を見守り、夜間はポータブルトイレで排泄するようになり、退院時には、ほぼ元のADLに回復しました。

## 認知症サポートチームのかかわり

　当院では、認知症サポートチームが週１回の多職種カンファレンスを行い、せん妄、BPSD（行動・心理症状）予防対策や身体抑制緩和、退院支援について検討し、少人数での病棟ラウンドを実施しています。新型コロナウイルス感染症（COVID-19）により、感染予防の観点からチームメンバーが直接患者さんのベッドサイドに行く機会は減りましたが、病棟看護師と連携を密にし、ケアにつなげています。

　COVID-19の受け入れ当初は、「患者さんへの接触は最小限に」ということも多くありましたが、現在はコロナ病棟内でも個別性をふまえたコミュニケーションや排泄ケアなどのADLを維持するかかわり、PPE（個人防護具）装着でもできるカレンダーを利用したリアリティオリエンテーションによる見当識支援、音楽をかけるなどを行うことができています。

　COVID-19罹患による身体状況の変調に加え、PPEによるコミュニケーションへの影響、面会制限等、入院することは認知症の患者さんにとって、環境変化によるリロケーションダメージや不安や苦痛を伴います。今後も感染対策を行いながら、患者さんやケアをするスタッフをサポートしていきたいと考えています。

**参考文献**
1) 塩田典子, 黒田真彦, 河本昌志, 他：抜管直後の咽喉頭浮腫により再挿管を要した１症例. 日臨麻会誌 2004：24（3）：128-131.

# 重 症

隔離が必要なため、家族の来院ができない状況で、面談にモバイルを使用した看取りの症例

## 80歳代　男性

主訴 発熱

既往歴 糖尿病、高血圧症、脂質異常症、両膝人工関節置換術後、脊柱管狭窄症、腎がん（左腎摘出術後）

現病歴 特別養護老人ホーム入所中。ADLは全介助で車椅子へ移乗が可能。食事は見守りで食べられるがむせがある。オムツ内排泄。更衣や清潔ケアは全介助。キーパーソンは甥。発病日、夕食後に口唇色が不良となり吸引が必要であった。翌日37℃台の発熱があり、施設担当医に診察され、抗生剤投与が行われた。発病4日目に38℃の発熱、$SpO_2$の低下を認め、同時期に施設内でCOVID-19患者が発生。濃厚接触者であり抗原検査を受け陽性と判明。発病5日目、当院へ入院となった。

入院時身体所見、検査結果 体温37.9℃、$SpO_2$ 98%（室内気）、呼吸数30/分。胸部CT：両側肺尖部に陳旧性炎症像あり、両側肺野にすりガラス影と慢性誤嚥を示唆する細気管支領域の網状影と浸潤影あり。血液検査：AST 63U/L、ALT 57U/L、LDH 239U/L、CRP 9.16mg/dL、D-dimer 4.1μg/mL、血糖185mg/dL、HbA1c（NGSP）6.3%。

### 入院1日目

- 入院時38℃の発熱あり、脈拍90台、呼吸促迫だが室内気で$SpO_2$ 98%と安定していた。
- 問いかけに発語はないが、うなずきや首を横に振るなどで返答でき、コミュニケーションは可能であった。自分で動くことは不可能で、踵部と大転子部に褥瘡もあった。
- 入院時、キーパーソンである甥御さんに電話で病状を説明し、急変時の対応については、代理意思決定によりDNARの方針となった。COVID-19流行により3月から面会できていないこともあり、とても心配されていた。
- 嚥下障害あり、吸入困難、ステロイドやヘパリン投与による副作用のリスクが高いと判断し、COVID-19に対しては対症療法の方針となった。

### 入院2日目

- 院内褥瘡対策チーム（p.37）と協働し、褥瘡の状態や経過は写真で確認しながら、処置が必要なときは一緒に行った。

- 体位変換は2〜4時間ごとに実施し、クッションで体位を安定させ、除圧と新たな褥瘡発生予防を行った。

入院4日目

- 入院時より誤嚥性肺炎の合併を疑い、食事は絶食とし、末梢点滴補液による可及的栄養療法としたが、微熱が続いていた。一般抗生剤（タゾバクタム・ピペラシリン）点滴を開始した。
- 口腔内に唾液や喀痰の貯留が多く、感染対策を行いつつ吸引を実施したが（p.44）、当日に頻脈、呼吸促迫、室内気でSpO$_2$が80％台に低下、呼吸状態が悪化したため、酸素療法を開始した。
- 病状変化のたびに家族に連絡して説明し、方向性を確認した。自然な形で過ごしてほしいと希望された。

入院15日目

- 尿量低下、血圧も徐々に低下し始め、下顎呼吸を認めるようになった。5時間後に死亡が確認された。

## 症例のPOINT

　本症例は当院で看取りとなった2人目の患者さんです。日本老年医学会より「Advance Care Planning（ACP）推進に関する提言」が2019年6月に発表されています。要介護となる早期からACPを開始することが推奨されており、COVID-19のように突然の隔離入院が必要となる場合があり、ACPの重要性を感じた症例となりました。

### ● モバイルを活用した面会

　　　経過中、体調のよいときはギャッジアップ座位になり、看護師たちに笑顔で手を振られることもありました。病棟内でコミュニケーションツールとして使用しているスマートフォンを活用し、モバイル通話をしてはどうかと面会ができない家族に提案し、賛同されました。意識レベルが低下した後は、家族の声に反応はできませんでしたが、家族は画面越しの顔を見ながら一生懸命に声をかけていました。

### ● 死後の処置

　　　亡くなった後の処置は厚生労働省・経済産業省の「新型コロナウイルス感染症により亡くなられた方及びその疑いがある方の処置、搬送、葬儀、火葬等に関するガイドライン」[1]に沿って対応しました。家族が葬儀会社に連絡をとり、当院で待ち合わせし、納棺しました。その際、最期に顔が見られたことを大変喜ばれていました。

　　COVID-19の遺体において、飛沫感染の恐れはなく、接触感染に注意して対処することが必要です。手指衛生を行い、PPEを着用し、非透過性納体袋に収容しました。収容、密閉後は納体袋の外側を消毒しました。納体袋への収納は、通常のエンゼルケアでは行わない、慣れない処置です。以前に亡くなられた患者さんの処置の後、反省点をまとめ、カンファレンスを行い、体液による汚染が周囲に広がらないように、スタッフ間で手順を確認し統一することで、接触感染のリスクを低減するようにしました。

## 看取りへのかかわり方

　コロナ専門病院となり、「納体袋」をはじめて取り扱うことになりました。最初は袋にご遺体を納めることに衝撃を受け、袋を二重にすることにさらに衝撃を受け、納体袋に納められた患者さんと対面する方のことを思うと、悲しい気持ちになりました。何度もシミュレーションしてから数か月後、当院でも数名の患者さんが亡くなっています。

　納体袋に納められたご遺体は、病院内で棺に納められます。スタッフは、「本当なら葬儀で棺に献花し、お顔を拝見し、故人を想うはずの時間がない。自分は看護師として患者さんに触れることができていたが、納体袋によって、ご家族が患者さんの手を握ることもできないことが心苦しい」「自分の親がこの袋の中に入っていると想像するとつらい」「コロナだから仕方ないのか、人生の集大成がこれでいいのかという、やるせない気持ちになる」「袋に納めて、箱に納めて、あっけない、と思ってしまった自分が嫌だ」など、私たちの通常の業務ではありえなかった非日常の「納体袋」にさまざまな思いをもちながらお見送りしています。

　患者さんの姿が「納体袋」により見えなくなり、感情のこもらない作業になってしまうのではないかという不安にかられることもあります。さまざまな葛藤の中で、自分を見失わないように感情を失わないように、患者さんやその周囲の人々に寄り添う気持ちを忘れないでいたい。どのような状況下でも、最後までていねいに心を込めて患者さんを見送りたいという思いで、看取りにかかわらせてもらっています。

**参考文献**

1）厚生労働省，経済産業省：新型コロナウイルス感染症により亡くなられた方及びその疑いがある方の処置，搬送，葬儀，火葬等に関するガイドライン（令和2年7月29日第1版）．
https://www.mhlw.go.jp/content/000653447.pdf（2020.10.1.アクセス）

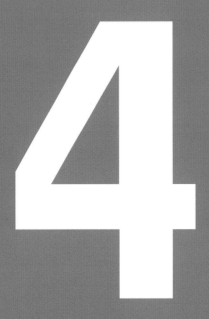

# CHAPTER

# 4

# COVID-19 患者対応に
# 必要な基礎知識

COVID-19については、治療薬は少なく、まだワクチンはできていませんが、少しずつ
わかってきたこともあります。
最後に、患者さんをみるうえで知っておきたい症状や診断、治療などの要点をまとめま
した。正しい知識をもっていれば、正しく対処できるはずです。

# ① 新型コロナウイルスとは？

- コロナウイルスはもともと、発熱や咳嗽など感冒症状をきたすウイルスとしてよく知られていました。
- ここ最近新たに出現したコロナウイルスとして、2002年から2003年にかけて中華人民共和国を中心に流行した重症急性呼吸器症候群コロナウイルス（SARS-CoV）、2012年以降、サウジアラビアやアラブ首長国連邦など中東地域で流行している中東呼吸器症候群コロナウイルス（MERS-CoV）があります。
- 今回、2019年12月に中華人民共和国湖北省・武漢市から流行が始まった新たなコロナウイルスは、病名としてはCOVID-19（Coronavirus Disease-2019）、原因ウイルスはSARS-CoV-2と名付けられています。

SARS-CoV-2の電子顕微鏡写真

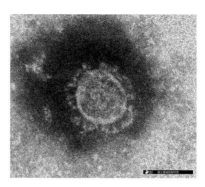

出典：国立感染症研究所ホームページ
https://www.niid.go.jp/niid/images/images/
nCoV/2019nCoV-200130monos_niid.jpg
（2020.10.10.アクセス）

# ② 感染のメカニズム

- SARS-CoV-2は、ヒトの肺胞上皮に存在するACE２（アンジオテンシン変換酵素Ⅱ）という受容体を介して感染します。
- ACE2を発現する細胞は、肺胞だけでなく、鼻咽頭にも存在するため、味覚・嗅覚障害が起こります。
- SARS-CoV-2のスパイクタンパクは感染の際に必須であるため、ここを抑えることがワクチン開発の重要な戦略になっています。

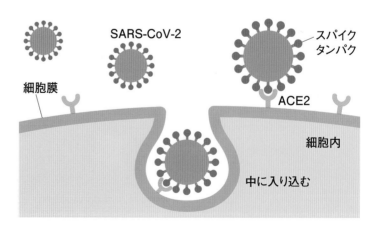

SARS-CoV-2
スパイク
タンパク
細胞膜
ACE2
細胞内
中に入り込む

# COVID-19 の感染経路

```
┌──────────┐     ┌──────────┐     ┌────────────────────────────┐
│ 飛沫感染 │  +  │ 接触感染 │  +  │ エアロゾル感染（マイクロ飛沫感染）│
└──────────┘     └──────────┘     └────────────────────────────┘
```

**エアロゾル感染とは？**

❶ 最近ではマイクロ飛沫とも呼ばれます。通常の飛沫よりは小さく、しばらくの間空気中を漂うことがあります。換気のよくない、狭い店内や車内ではエアロゾル感染（マイクロ飛沫感染）が疑われるケースが報告されています。

❷ 感染を防ぐためには、人と人との距離を空けること、換気を行うことが大切です。

❸ 結核や麻しん、水痘・帯状疱疹ウイルスで起こる空気感染とは異なります。

| **飛沫感染** | **エアロゾル感染** | **空気感染** |
|---|---|---|
| 主にくしゃみで飛び散る | 飛沫より小さな粒 | 空気を漂う非常に小さな粒 |

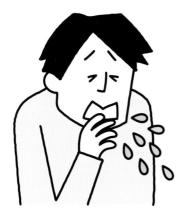

## ● 感染からの日数と感染力の関係

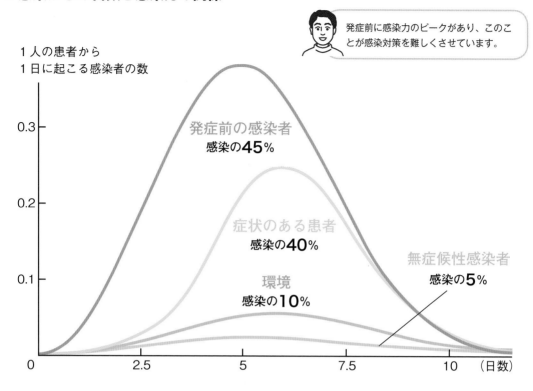

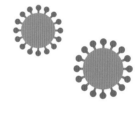

発症前に感染力のピークがあり、このことが感染対策を難しくさせています。

1人の患者から
1日に起こる感染者の数

発症前の感染者
感染の**45**%

症状のある患者
感染の**40**%

環境
感染の**10**%

無症候性感染者
感染の**5**%

0.3

0.2

0.1

0    2.5    5    7.5    10 （日数）

Ferretti L, Wymant C, Kendall M, et al. Quantifying SARS-CoV-2 transmission suggests epidemic control with digital contact tracing. *Science* 2020; 368: eabb6936. より

## ● SARS-CoV-2 の環境中の生存期間

| 空気中* | 3時間 |
|---|---|
| 銅の表面 | 4時間 |
| ボール紙の表面 | 24時間 |
| プラスチックの表面 | 2〜3日間 |
| ステンレスの表面 | 2〜3日間 |

＊SARS-CoV-2を含んだ液体を噴霧し、微粒子（エアロゾル）にした。
van Doremalen N, Bushmaker T, Morris DH, et al. Aerosol and surface stability of SARS-CoV-2 as compared with SARS-CoV-1. *N Engl J Med* 2020; 382: 1564-1567. より

# COVID-19 の主な症状

- 約8割は無症状または軽微な症状
- 発熱をきたすのは4割程度、肺炎があれば約9割
- 咳嗽、呼吸困難、筋肉痛、倦怠感などが一般的な症状
- 味覚・嗅覚消失は、頻度は多くないが特徴的な症状
- 下痢、嘔吐、腹痛などの消化器症状は1割程度

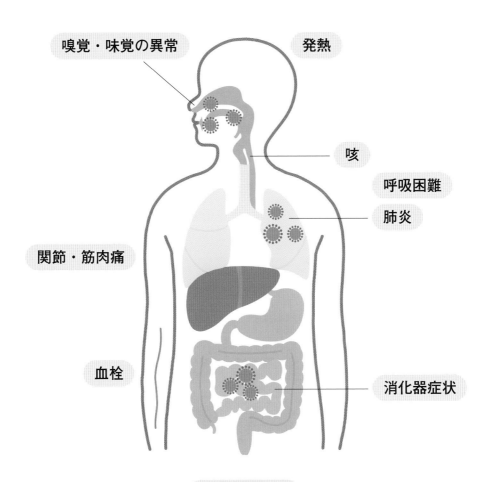

# ⑤ COVID-19の経過

| かぜ症状、嗅覚・味覚障害 | 呼吸困難、咳・痰 | 人工呼吸管理など |
|---|---|---|

  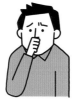 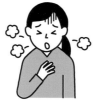 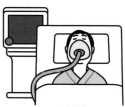

| 発症〜１週間程度 | １週間〜10日 | 10日以降 |
|---|---|---|
| **80%** | **20%** | **5 %** |
| 軽症のまま治療 | 肺炎症状が増悪し入院 | 集中治療室へ<br>2〜3％で致命的 |

発症　　　　　　　　　　　１週間前後　　　　10日前後

厚生労働省 診療の手引き検討委員会：新型コロナウイルス感染症（COVID-19）診療の手引き 第３版（2020年９月４日発行）. を参考に作成

https://www.mhlw.go.jp/content/000668291.pdf（2020.10.10.アクセス）

- 感冒症状を起こすだけでなく、２割ぐらいの人は肺炎が重症化するとされています。
- ウイルス感染により免疫反応が暴走しサイトカインストームという状態を起こしたり、全身の血管に血栓症を起こしたりすることがわかっています。発症後１週間以上経ってから重症化する人がいるのは、ウイルスの増殖そのものよりも、このサイトカインストームが関与しているためと考えられています。
- 血栓症（p.91）により、回復期にも脳梗塞や心筋梗塞、肺血栓塞栓症などを併発することもあります。逆に、これらの塞栓症状で救急外来に搬送されてきた人が、後にCOVID-19であると判明したケースも報告されています。

## ●サイトカインストーム

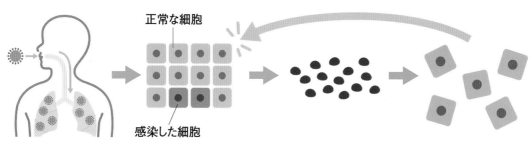

①肺の中にウイルスが侵入　②サイトカインが過剰に分泌　③免疫細胞が過剰に活性化　④正常な細胞も攻撃 心臓、腎臓など全身に影響

## ● 重症患者の検査結果の特徴

（中国・武漢市における191例の解析）

- リンパ球減少症
- 白血球減少症
- ALT 高値
- LDH 高値

- クレアチンキナーゼ高値
- 高感度心筋トロポニンI高値
- Dダイマー高値
- 血清フェリチン高値

- クレアチニン高値
- プロカルシトニン高値
- IL-6 高値
- プロトロンビン時間延長

＊黄色下線の項目は特に重要

Zhou F, Yu T, Du R, et al. Clinical course and risk factors for mortality of adult inpatients with COVID-19 in Wuhan, China: a retrospective cohort study. *Lancet* 2020; 395: 1054-1062. より

# ⑥ COVID-19の後遺症

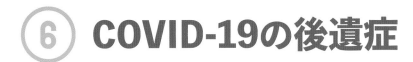

- 回復した人にも、倦怠感、呼吸困難、関節痛、胸痛、咳嗽、嗅覚異常などの症状が長期にわたって残存することもわかってきました。
- 現時点ではこれらの後遺症がどの程度持続するのかは不明ですが、症状に応じて対症療法を検討します。

## ● 退院後も持続する症状（頻度の高いもの）

- 倦怠感
- 呼吸困難
- 関節痛
- 胸痛

- 咳嗽
- 嗅覚異常
- 乾燥症候群
- 鼻炎

- 目の充血
- 味覚異常
- 頭痛

Carfi A, Bernabei R, Landi F, Gemelli Against COVID-19 Post-Acute Care Study Group. Persistent symptoms in patients after acute COVID-19. *JAMA* 2020; 324: 603-605. より

# ⑦ COVID-19 の検査

- ウイルスの遺伝子を検出する、PCR（polymerase chain reaction）検査がゴールドスタンダードです。
- 検体は、鼻咽頭ぬぐい液、唾液などが用いられますが、検体の種類、発症からの時期や症状の有無によって適応が異なりますので、注意が必要です。
- 鼻咽頭ぬぐい液のほうが感度は高いですが、検体採取に際しては医療従事者が乾綿棒を鼻腔に挿入する必要があり、曝露のリスクがあります。唾液や鼻腔は患者さん自身で採取できるので、曝露のリスクは減少します。症状や検査前確率の高さなどに応じて使い分けます。

検査で陰性であったからといって安心せず、標準予防策の順守は必須です。

## ● 主な検査の使い分け

| 検査の対象者 | | 核酸検出検査 | | | 抗原検査（定量） | | | 抗原検査（定性） | | |
|---|---|---|---|---|---|---|---|---|---|---|
| | | 鼻咽頭 | 鼻腔* | 唾液 | 鼻咽頭 | 鼻腔* | 唾液 | 鼻咽頭 | 鼻腔* | 唾液 |
| 有症状者（症状消退者を含む） | 発症から9日目以内 | ○ | ○ | ○ | ○ | ○ | ○ | ○ ※1 | ○ ※1 | × ※2 |
| | 発症から10日目以降 | ○ | ○ | － ※4 | ○ | ○ | － ※4 | △ ※3 | △ ※3 | × ※2 |
| 無症状者 | | ○ | － ※4 | ○ | ○ | － ※4 | ○ | － ※4 | － ※4 | × ※2 |

＊鼻腔ぬぐい液は引き続き検討が必要であるものの、有用な検体である。
※1：発症2日目から9日目以内の確定診断に用いられる。
※2：有症状者への使用は研究中。無症状者への使用は研究を予定している。
※3：使用可能だが、陰性の場合は鼻咽頭PCR検査を行う必要あり（△）。
※4：推奨されない（－）。
国立感染症研究所，国立国際医療研究センター，厚生労働省健康局結核感染症課，他：新型コロナウイルス感染症（COVID-19）病原体検査の指針（第2版）．2020年11月10日発行．より引用
https://www.mhlw.go.jp/content/000693595.pdf（2020.11.17.アクセス）

**各検査の違いを理解し、使い分けましょう**
- 抗原検査には、化学発光酵素免疫測定法による定量検査（ルミパルスSARS-CoV-2Ag®）と、簡易キットによる定性検査（エスプラインSARS-CoV-2®）があります。定量検査には、専用の測定機器が必要です。
- 簡易キットの場合、ウイルス量が少ないと偽陰性となることがあり、COVID-19疑い例を否定するためには鼻咽頭のPCR検査が必要です。
- いずれの検査でも、偽陽性、偽陰性の可能性はあります。検査前確率も考慮し、適切に使い分けましょう。

# ⑧ COVID-19 の薬物治療

## 抗ウイルス薬投与の原則

❶ 酸素吸入・侵襲的人工呼吸器管理・体外式膜型人工肺（ECMO）を要する低酸素血症、酸素飽和度94%（室内気）以下、等の症例では薬物治療の開始を検討する。

❷ 高齢（およそ60歳以上）・糖尿病・心血管疾患・慢性肺疾患・悪性腫瘍、喫煙による慢性閉塞性肺疾患、免疫抑制状態等のある患者においては、特に重症化や死亡のリスクが高いため慎重な経過観察を行いながら開始時期につき検討する。

❸ 無症状者や低酸素血症を伴わない軽症者では薬物治療は推奨しない。

❹ PCRなどによりCOVID-19 の確定診断がついていない患者は薬物治療の適応とはならない。

日本感染症学会：COVID-19に対する薬物治療の考え方 第6版. 2020年8月13日付. より引用
http://www.kansensho.or.jp/uploads/files/topics/2019ncov/covid19_drug_200817.pdf（2020.10.10.アクセス）

## ● COVID-19 の主な治療薬（2020 年 10 月現在）

| | 一般名（商品名） | 薬剤の種類 | 投与方法 |
|---|---|---|---|
| 本邦で適応があるもの | レムデシビル（ベクルリー®） | RNAポリメラーゼ阻害剤 | 点滴静注 |
| | デキサメタゾン（デカドロン®など） | ステロイド | 経口・点滴静注 |
| 現時点では本邦では適応外使用となるが、しばしば用いられるもの | ファビピラビル（アビガン®） | RNAポリメラーゼ阻害剤 | 経口 |
| | シクレソニド（オルベスコ®） | 吸入ステロイド | 吸入 |
| | トシリズマブ（アクテムラ®） | ヒト化抗ヒトIL-6受容体モノクローナル抗体 | 点滴静注 |
| | ナファモスタット（フサン®） | セリンプロテアーゼ阻害薬 | 持続静注 |

参考 **大阪市立総合医療センターでの治療薬の使い分け**

• 中等症以上（酸素投与を要する）➡ レムデシビル＋デキサメタゾン
• 軽症（酸素投与不要）➡ 無投薬またはファビピラビル

## 治療薬 ❶

# レムデシビル[1] （商品名：ベクルリー®）

- レムデシビルはRNA依存性RNAポリメラーゼ阻害薬で、もともとエボラウイルス感染症の治療薬として開発されました。試験管内でSARS-CoV-2に対し良好な活性を示すことが示され、本邦でも人道的使用を経て、特例承認されました。
- 多国間医師主導治験として1063人が登録されたランダム化比較試験では、プラセボ群では15日で臨床的改善がみられたのに対し、レムデシビル群では11日と31％短縮されています。

### 投与方法（用法・用量）

- 成人および体重40kg以上の小児：レムデシビルとして投与初日に200mgを、投与2日目以降は100mgを1日1回点滴静注。
- 体重3.5kg以上40kg未満の小児：レムデシビルとして、投与初日に5mg/kgを、投与2日目以降は2.5mg/kgを1日1回点滴静注。総投与期間は10日までとする。
- めやすとして、ECMOまたは侵襲的人工呼吸器管理が導入されている患者では総投与期間は10日間までとし、ECMOまたは侵襲的人工呼吸器管理が導入されていない患者では5日目まで、症状の改善が認められない場合には10日目まで投与する。
- 体重3.5kg以上40kg未満の小児には、点滴静注液は推奨されない。

### 注意すべき副作用

- 肝機能障害・腎機能障害など。

### ⌐ レムデシビルの入手方法[1]

1) 当面の間、日本への供給量が限定的なものとなる可能性があるため、製造販売業者から厚生労働省が薬剤提供を受け、厚生労働省から各医療機関へ配分を行う。

　　参考1：2020年7月6日付事務連絡「新型コロナウイルス感染症におけるレムデシビル製剤の各医療機関への配分について（その3）（依頼）」
　　　　　https://www.mhlw.go.jp/content/000646664.pdf

　　参考2：「新型コロナウイルス感染症対策における重症患者に対するレムデシビルの必要量等の把握について（依頼）」
　　　　　https://www.mhlw.go.jp/content/000627568.pdf

　　参考3：新型コロナウイルス感染症対策に係る病院の医療提供状況等の把握等について調査項目一部変更のお知らせ（その9）
　　　　　https://www.mhlw.go.jp/content/10900000/000646718.pdf

2) また、本剤の所有権については、各医療機関ではなく厚生労働省に帰属する整理となる点、およびレムデシビル投与に際して投与対象患者より、厚生労働省に対するレムデシビルの使用に係る申請書を医療機関に提出いただき、医療機関から当該申請書を厚生労働省に対してFAXにて送付が必要である点に留意すること。

　　参考4：「新型コロナウイルス感染症におけるレムデシビル製剤の各医療機関への配分について（依頼）」
　　　　　https://www.mhlw.go.jp/content/000628102.pdf

## 治療薬 ❷

# デキサメタゾン [1)2)] （商品名：デカドロン®、デキサート®など）

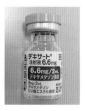

- コルチコステロイドの抗炎症作用により、サイトカインストーム（p.84）による全身性炎症反応を抑制すると考えられています。

**英国で行われた、入院患者を対象とした大規模多施設無作為化オープンラベル試験[2)]**
- ・デキサメタゾンあり2104人 vs デキサメタゾンなし4321人
- ・28日死亡率を比較
- ➡酸素投与必要群、人工呼吸群で有意差をもって予後改善。酸素不要群では予後改善せず

### 投与方法（用法・用量）

- デキサメタゾンとして6mg 1日1回10日間（経口・経管・静注）
- 経口・経管：デカドロン錠4mg 1.5錠（必要時粉砕）
- 静注：デキサート注射液6.6mg/2mL 1バイアル全量[※]

　※本邦で発売されている注射剤はデキサメタゾンとして1バイアル6.6mgのため

### 投与時の注意点

- 40kg未満ではデキサメタゾン0.15mg/kg/日への減量を考慮する。
- 妊婦・授乳婦にはデキサメタゾンは使用しない。コルチコステロイド投与が必要な場合、プレドニゾロン40mg/日を考慮する。
- 肥満・過体重では用量につき個別に検討する。
- 血糖値測定やリスクに応じた消化性潰瘍の予防も検討する。

## 治療薬 ❸

# ファビピラビル [1)] （商品名：アビガン®）

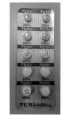

- もともとは抗インフルエンザウイルス薬として開発されたRNAポリメラーゼ阻害薬ですが、COVID-19への効果が期待され、使用されています。

### 投与方法（用法・用量）

- 3,600mg（1,800mg BID）（Day 1）＋1,600mg（800mg BID）（Day 2以降）、10日間、最長14日間投与。

### 注意すべき副作用

- 高尿酸血症・尿酸値上昇、肝機能障害・肝機能酵素上昇、皮疹・中毒疹など
- 催奇形性の点で、妊婦には禁忌となっている。
- 女性は投与中および投与後14日間は避妊、男性も投与中および投与後10日間は避妊を行うこと。

治療薬 ❹

# シクレソニド[1] （商品名：オルベスコ®）

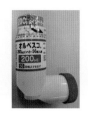

- シクレソニドは気管支喘息に適応を有する吸入ステロイド薬ですが、国立感染症研究所よりCOVID-19に対し特異的な抗ウイルス作用をもつことが報告されています。

投与方法（用法・用量）　※呼吸困難がある患者では、うまく吸入できないことがある。

- 1,200μg/日（400μg×3回）を最長14日間投与。

注意すべき副作用

- 呼吸困難、嗄声、発疹、気管支けいれん、血管浮腫など

治療薬 ❺

# トシリズマブ[1][3] （商品名：アクテムラ®）

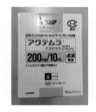

- ヒト化抗ヒトIL-6受容体モノクローナル抗体で、インターロイキン-6（IL-6）抑制作用を有する分子標的治療薬です。関節リウマチなどのリウマチ・膠原病患者に使用されますが、COVID-19での有効性が報告され、現在臨床試験が進行中です。

投与方法（用法・用量）　※COVID-19での適切な投与量は不明

- 8mg/kg（最大800mgまで）を2回に分けて静脈内投与する。

注意すべき副作用

- 感染症の増悪、アレルギーなど

治療薬 ❻

# ナファモスタット[1] （商品名：フサン®）

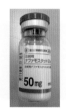

- セリンプロテアーゼ阻害薬で、汎発性血管内血液凝固症（DIC）などに適応があり、SARS-CoV-2の細胞膜への融合を阻止すると考えられています。

投与方法（用法・用量）　※COVID-19での適切な投与量は不明

- DICに対しては、1日量を5％ブドウ糖注射液1,000mLに溶解し、ナファモスタットメシル酸塩として毎時0.06〜0.20mg/kgを24時間かけて静脈内に持続注入する※。

注意すべき副作用

- アレルギー、高カリウム血症、低ナトリウム血症、血小板減少、白血球減少、肝機能障害など

# ⑨ COVID-19 の血栓予防

- COVID-19では、血栓症を合併しやすいことが知られています。D-dimerを測定し、症例に応じて予防を考慮します。
- 説明のつかない呼吸状態の悪化や胸痛を認めるときは、肺塞栓症を考慮します。

## ● 日本血栓止血学会による推奨[4]

| 軽 症 | ・D-dimerの上昇等の血栓症の陽性所見のある場合は、抗凝固薬による血栓症予防療法を考慮する。<br>・陽性所見のない場合は、DVT予防のために継続的な運動、弾性ストッキング着用、あるいは間欠的空気圧迫法等の理学的予防法が推奨される。 |
|---|---|
| 中等症 | ・COVID-19が血栓症発症の重要なリスクであることを考慮し、臨床症状、D-dimer値、フィブリノゲン値、血小板数を考慮して抗凝固療法を実施する。 |
| 重 症 | ・臨床症状、D-dimer値、フィブリノゲン値、血小板数を考慮したうえで、抗凝固療法を実施することが推奨される。 |

**参考** 大阪市立総合医療センターにおける血栓予防[5]

**中等症**
未分画ヘパリン
・200単位/kg/日持続静注
または
・1回5000単位を1日2回皮下注

**重症**
未分画ヘパリン
・10000単位（10mL）＋生理食塩水38mL
・2mL/時で開始（1日10000単位）

- 出血のリスクが高い症例、血小板数50000/μL未満、PT-INR 1.5以上、最近の出血のエピソードがある場合は除外する。
- aPTTは基礎値の1.5〜2.5倍程度の延長を目標とする。
- 禁忌ではないすべての患者に弾性ストッキング（重症例にはフットポンプ）の予防的な適用を検討する。
- D-dimerが高値の場合、説明のつかない呼吸状態の悪化や胸痛を認めるときは、造影CTやエコーなどで積極的に深部静脈血栓症の評価を行う。

# ⑩ COVID-19とインフルエンザ

● 周囲の流行状況、接触状況なども考慮し、どちらか、あるいは両方の検査をするかどうか判断しましょう。たとえば、インフルエンザが明らかに流行している時期に急な発熱、筋肉痛、関節痛を呈している患者さんがいた場合、まずインフルエンザの検査を行い、陽性であればインフルエンザの治療を行って経過観察することも考えられます。

COVID-19とインフルエンザとの判別は、症状だけでは困難です！

## ● COVID-19 とインフルエンザの相違

|  | 季節性インフルエンザ | COVID-19 |
|---|---|---|
| 症状の有無 | ワクチン接種の有無などにより程度の差があるものの、しばしば高熱を呈する | 発熱に加えて、味覚障害・嗅覚障害を伴うことがある |
| 潜伏期間 | 1〜2日 | 1〜14日（平均5.6日） |
| 無症状感染 | 10%<br>無症状患者では、ウイルス量は少ない | 数%〜60%<br>無症状患者でも、ウイルス量は多く、感染力が強い |
| ウイルス排出期間 | 5〜10日（多くは5〜6日） | 遺伝子は長期間検出するものの、感染力があるウイルス排出期間は10日以内 |
| ウイルス排出のピーク | 発病2、3日後 | 発症日[*] |
| 重症度 | 多くは軽症〜中等症 | 重症になりうる |
| 致死率 | 0.1%以下 | 3〜4% |
| ワクチン | 使用可能だが季節毎に有効性は異なる | 開発中であるものの、現時点では有効なワクチンは存在しない |
| 治療 | オセルタミビル、ザナミビル、ペラミビル、ラニナミビル、バロキサビル、マルボキシル | 軽症例については、確立された治療薬はなく、多くの薬剤が臨床治験中 |
| ARDS | 少ない | しばしばみられる |

＊2020.10.1変更

日本感染症学会：日本感染症学会提言「今冬のインフルエンザとCOVID-19 に備えて」. 2020年8月3日付. より引用

http://www.kansensho.or.jp/uploads/files/guidelines/2008_teigen_influenza_covid19.pdf（2020.11.20.アクセス）

ARDS（acute respiratory distress syndrome）：急性呼吸窮迫症候群

## ● 想定される検体と検査の種類等の例

| 採取する検体 | 季節性インフルエンザ | COVID-19 | 感染防護 | 備考 |
|---|---|---|---|---|
| ①鼻咽頭ぬぐい液・鼻腔ぬぐい液 | 抗原定性鼻咽頭ぬぐい液・鼻腔ぬぐい液 | 抗原定性 PCR（抗原定量）鼻咽頭ぬぐい液・鼻腔ぬぐい液 | 医療者に一定の曝露あり（フェイスガード、サージカルマスク、手袋・ガウン等）※鼻腔ぬぐい液を自己採取する場合、医療者の曝露は限定的（サージカルマスク、手袋） | ・迅速に結果を得ることができる |
| ②鼻かみ液・唾液 | 抗原定性鼻かみ液 | PCR（抗原定量）唾液 | 医療者の曝露は限定的（サージカルマスク、手袋） | ・結果を得るのに数日かかる・COVID-19のPCRのキャパシティを消費 |

国立感染症研究所，国立国際医療研究センター，厚生労働省健康局結核感染症課，他：新型コロナウイルス感染症（COVID-19）病原体検査の指針 第1版．2020年10月2日発行．より引用
https://www.mhlw.go.jp/content/000678571.pdf（2020.10.10.アクセス）

# ⑪ ワクチン開発の展望 [6]

- 現在、日本を含む各国がワクチン開発にしのぎを削っています。しかしながら、感染者であっても、抗体価は3か月程度で低下するという報告もあり、ワクチンを接種しても効果がどの程度持続するかは未知数です。
- ワクチン接種によって産生された抗体がかえってウイルス感染の効率をよくさせてしまう、「抗体依存性感染増強現象」という現象も懸念されています。
- 有効なワクチンが開発されたとしても、標準予防策の順守と飛沫予防策、接触予防策の追加が基本であることに変わりはありません。

**引用・参考文献**

1) 日本感染症学会：COVID-19に対する薬物治療の考え方第6版．2020年8月13日付．
   http://www.kansensho.or.jp/uploads/files/topics/2019ncov/covid19_drug_200817.pdf（2020.10.10.アクセス）
2) RECOVERY Collaborative Group; Horby P, Lim WS, Emberson JR, et al. Dexamethasone in hospitalized patients with Covid-19—preliminary report. *N Engl J Med* 2020 Jul 17.［Online ahead of print］doi: 10.1056/NEJMoa2021436.
3) Guaraldi G, Meschiari M, Cozzi-Lepri A, et al. Tocilizumab in patients with severe COVID-19: a retrospective cohort study. *Lancet Rheumatol* 2020; 2: e474–e484.
4) 日本血栓止血学会：新型コロナウイルス感染による血栓症発症リスク増大の警鐘（医療関係者の皆様へ）．2020年5月12日付．
   http://www.jsth.org/wordpress/wp-content/uploads/2020/05/20200513_2.pdf（2020.10.10.アクセス）
5) Sato R, Ishikane M, Kinoshita N, et al. A new challenge of unfractionated heparin anticoagulation treatment for moderate to severe COVID-19 in Japan. *Global Health & Medicine* 2020; 2: 190-192.
6) Ibarrondo FJ, Fulcher JA, Goodman-Meza D, et al. Rapid decay of anti-SARS-CoV-2 antibodies in persons with mild Covid-19. *N Engl J Med* 2020; 383: 1085-1087.

# いつまでこの日々が続くのか、先は見えません。
# それでも——

　コロナ専門病院になると決まった2020年4月、私は病院長として全職員に「半年、辛抱してください」と言いました。職員の皆さんは大変よく対応してくれました。しかし、もう半年が過ぎました。いまだに終わりは見えません。おそらく、あと半年はこのような状態が続くと思います。

　当院ではこの半年で、正規職員の医師4名、看護師7名、その他2名、非正規職員を合わせて40名が離職しました。皆さんいろいろな葛藤と闘いながら、これまで働いてくれました。私は彼らを責められません。離職にはいろいろな理由があります。誹謗中傷、感染への不安もあるでしょう。私自身は外科医であり、手術をしたい医師の気持ちもよくわかります。若い先生方は焦るかもしれません。

　これからも離職者は出てくると思います。先が読めない以上、仕方がありません。皆さんはこの半年、コロナと立派に闘ったのです。

　7月に外来診療を再開してから、医師、看護師をはじめ、メディカルスタッフはいっそう忙しくなりました。感染管理もさらに徹底しなければなりません。ウイズコロナ時代として、これからは一般診療とCOVID-19患者の管理、どちらも行っていかなくてはなりません。私たちが働くのは、医療の現場であることに変わりはないのです。

　皆さん忙しくなりましたが、本来の自分の仕事をしながら、患者さんを支えながら、生き生きと輝いて見えます。身体的にも精神的にもつらいですが、やりがいがあるとは思いませんか？

　いつまで、とは言えません。それでも、もうしばらく一緒に続けてもらえませんか。皆さん一人一人が頼りです。よろしくお願いします。

西口幸雄

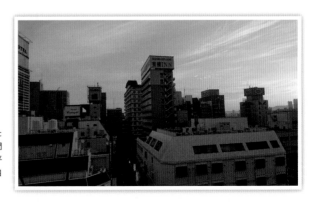

▶2020年10月28日、宿泊ホテルから見た朝焼けはきれいでした。COVID-19専門病院になって以降、感染対策のため、平日は病院近くのホテルに泊まり、週末自宅に帰るという生活が続いています。

# 資　料

院内で使用しているものの一部です。
あくまで十三市民病院用の内容なので、アレンジしてお使いください。

## ● COVID-19 患者の問診

新型コロナウイルス感染症　問診票

| 氏名 | 年齢　　歳　　男・女 |
|---|---|
| | 身長（　　　）cm 体重（　　　）kg |

**1** 自覚症状

発熱（あり・なし）　　頭痛（あり・なし）　　吐き気（あり・なし）
咳嗽（あり・なし）　　息苦しさ（あり・なし）　　胸痛（あり・なし）
腹痛（あり・なし）　　下痢（あり・なし）　　動いた時の息苦しさ（あり・なし）
その他症状（　　　　　　　　　　　　　　　　　　　　　　　　　　　　）
自覚症状発生の時期（　　　　　　　　　　　　　　　　　　　　　　　　）

**2** 海外渡航歴　（あり・なし）　ありの方（　　　　　　　　　　　　　　）

**3** 新型コロナウイルス感染者との接触歴　（あり・なし）
ありの方（具体的に 時期など　　　　　　　　　　　　　　　　　　　　）

**4** 同居家族　（家族構成、観察期間など）
（　　　　　　　　　　　　　　　　　　　　　　　　　　　　　　　　　）

**5** 今までかかった病気（手術なども含みます。）　（あり・なし）
糖尿病、慢性心不全、高血圧症、COPD、その他　（癌など）
（　　　　　　　　　　　　　　　　　　　　　　　　　　　　　　　　　）

**6** 現在治療中の病気　（あり・なし）
ありの方（　　　　　　　　　　　　　　　　　　　　　　　　　　　　　）

**7** 現在内服中の薬　（あり・なし）　　ありの方（　　　　　　　　　　　）

**8** 食べ物と薬のアレルギー　（あり・なし）　　ありの方（　　　　　　　）

**9** 喫煙歴（あり〔　　本×　　年〕・なし）（現在喫煙・　　歳から禁煙）

**10** 飲酒歴（あり〔　　本×　　年〕・なし）

**11** 職業（　　　　　　　　　　　　　　　　　　　　　　）

**12** 女性の方にお伺いします。妊娠（あり・なし）

**13** 肝炎ウイルスやHIV感染が合併している際には新型コロナウイルス感染症が増悪する
可能性があります。検査に同意いただけますでしょうか。
（あり・なし）

©十三市民病院

入院患者が病院に到着したら、まず問診票
で症状などの状況を確認します。

## ● 保険適用外の薬剤使用時（ファビピラビルの場合）

→「患者さんへの説明書」はp.12〜15参照

### 同意書

新型コロナウイルス感染症（COVID-19）肺炎に対する
ファビピラビル錠（アビガン®）治療についてのご説明

#### ＜説明事項＞

- はじめに
- 薬剤使用の背景・目的
- 使用薬剤の概要
- 薬剤の使用方法
- 薬剤を使用することで期待される効果と予想される副作用
- 他の治療方法について
- あなたの健康に被害が生じた場合について
- 薬剤使用については、あなたの自由意思によるものです
- 薬剤の使用を中止する場合があります
- プライバシーの保護について
- あなたの費用負担について
- 担当医師の連絡先

【あなたの署名欄】·····················

私はこの薬剤を使用するにあたり、上記の事項について十分な説明を受け、同意説明文書を受け取り、内容等を十分理解いたしましたので、この薬剤を使用することに同意します。

同意日：令和　　年　　月　　日　　患者氏名：＿＿＿＿＿＿＿＿＿＿＿＿＿（自署）

【代諾者の署名欄】（必要な場合のみ）·····················

私は＿＿＿＿＿＿＿さんが、この薬剤を使用するにあたり、上記の事項について十分な説明を受け、同意説明文書を受け取り、内容等を十分理解しましたので、この薬剤を使用することに同意します。

同意日：令和　　年　　月　　日　　代諾者氏名：＿＿＿＿＿＿＿＿＿＿＿＿＿（自署）

本人との続柄：＿＿＿＿＿＿＿

【医師の署名欄】·····················

私は、上記患者さんに、この薬剤の使用について十分に説明いたしました。

説明日：令和　　年　　月　　日　　所属：＿＿＿＿＿＿＿＿＿＿＿＿＿

氏名：＿＿＿＿＿＿＿＿＿＿＿＿＿（自署）

©十三市民病院

当院では、保険適用外の「ファビピラビル」「シクレソニド」を使用する際、患者さんの同意書が必要となります。患者さんへの説明内容はp.12をご参照ください。

患者対応の全体像

アセスメントと全身管理

病態別の治療とケア

基礎知識

資料

## ● 全身状態が悪化したとき

→「患者さんへの説明書」はp.9参照

### 全身状態が悪化した時の対応に関する要望確認書

　私 _____ は、全身状態悪化時の対応に関して、「全身状態が悪化した時の対応に関する説明書」に基づき、担当の医師より説明を受け、その内容について理解したうえで、以下の対応を要望いたします。

（要望確認・患者本人記載欄）　※該当項目に☑を付けてください。

| 私は、気管挿管の実施を | ☐ 要望いたします<br>☐ 要望いたしません | | |
| --- | --- | --- | --- |
| 要望確認日 | 令和　　　年　　　月　　　日 | | |
| 患者本人氏名 | | | |
| 代理人氏名 | | 続柄 | |

（病院側代筆者記載欄）　※患者本人が自署困難かつ代理人不在の場合、下表に記載。

| 代筆日 | 令和　　　年　　　月　　　日 | |
| --- | --- | --- |
| 代筆者 | （職種） | |
| 代筆理由 | | 承認者署名<br>または捺印 |

（病院記載欄）　※本要望確認書の受諾・受取に関与した病院職員等が記載。

| 受諾日 | 令和　　　年　　　月　　　日 |
| --- | --- |
| 受諾医師 | |
| 代理受諾者 | （職種） |
| 同席者 | （職種）<br>（職種）<br>（職種） |

● 本要望確認書は、病院が保管し、写しを患者もしくは代理人が保管すること。

● 本要望確認書は、**今回の入院に限り有効**とする。また、入院期間中においては、**患者もしくは代理人からの撤回や変更の申出があるまで有効**とする。

Ⓒ十三市民病院

## ● 心肺停止時

→「患者さんへの説明書」はp.10参照

### 心肺停止時の対応に関する要望確認書

私 ＿＿＿＿＿＿＿＿＿＿＿＿ は、心肺停止時の対応に関して、「心肺停止時の対応に関する説明書」に基づき、担当の医師より説明を受け、その内容について理解したうえで、以下の対応を要望いたします。

（要望確認・患者本人記載欄）　※該当項目に☑を付けてください。

| 私は、心肺停止の際の蘇生行為を | ☐ 要望いたします<br>☐ 要望いたしません | | |
| --- | --- | --- | --- |
| 要望確認日 | 令和　　年　　月　　日 | | |
| 患者本人氏名 | | | |
| 代理人氏名 | | 続柄 | |

（病院側代筆者記載欄）　※患者本人が自署困難かつ代理人不在の場合、下表を記載。

| 代筆日 | 令和　　年　　月　　日 | |
| --- | --- | --- |
| 代筆者 | （職種） | |
| 代筆理由 | | 承認者署名<br>または捺印 |

（病院記載欄）　※本要望確認書の受諾・受取に関与した病院職員等が記載。

| 受諾日 | 令和　　年　　月　　日 |
| --- | --- |
| 受諾医師 | |
| 代理受諾者 | （職種） |
| 同席者 | （職種）<br>（職種）<br>（職種） |

● 本要望確認書は、病院が保管し、写しを患者もしくは代理人が保管すること。

● 本要望確認書は、**今回の入院に限り有効**とする。また、入院期間中においては、**患者もしくは代理人からの撤回や変更の申出があるまで有効**とする。

©十三市民病院

患者対応の全体像

アセスメントと全身管理

病態別の治療とケア

基礎知識

資料

DNAR（do not attempt resussitation）の確認に必要な書類です。患者さんへの説明内容はp.9～10をご参照ください。

## ● COVID-19 患者受け入れ時の個人防護具（PPE）

| | サージカルマスク | N95マスク | 眼の防護具 | 手袋 | 長袖ガウン | エプロン | キャップ |
|---|---|---|---|---|---|---|---|
| 案内・誘導時 | ○ | | | ○ | | | |
| 検体運搬時 | ○ | | | ○ | | | |
| 「レッドゾーン」入室時 | ○ | | ○ | ○ | ○ | | ○ |
| 病室内で患者と接触するとき | ○ | | ○ | ○ ※ | ○ | ○ | ○ |
| エアロゾル発生手技時 | | ○ （単回使用） | ○ | ○ | ○ | | ○ |

※ニトリル手袋の上にポリ塩化ビニル手袋を着用（ダブルグローブにする）

★患者は「サージカルマスク」着用

# INDEX

## 和文

おおさかしりつじゅうそうしみんびょういん
大阪市立十三市民病院がつくった
しんがた　　　　　　　　　　　　　　　かんせんしょう
新型コロナウイルス感染症
　　　　　　　たいおう
もっと 対応BOOK
じゅうしょうか　　ふせ　　　　　　　　　　　　　　ちりょう
重症化を防ぐアセスメントと治療・ケア

| 2020年12月14日　第1版第1刷発行 | 監 修 | にしぐち　ゆきお<br>西口　幸雄 |
| 2021年 2月25日　第1版第3刷発行 | 編 著 | しらいし　さとし　もりさか　かよこ<br>白石　訓、森坂　佳代子 |
| | 発行者 | 有賀　洋文 |
| | 発行所 | 株式会社 照林社 |
| | | 〒112-0002 |
| | | 東京都文京区小石川2丁目3-23 |
| | | 電話　03-3815-4921（編集） |
| | | 　　　03-5689-7377（営業） |
| | | http://www.shorinsha.co.jp/ |
| | 印刷所 | 共同印刷株式会社 |

●本書に掲載された著作物（記事・写真・イラスト等）の翻訳・複写・転載・データベースへの取り込み、および送信に関する許諾権は、照林社が保有します。

●本書の無断複写は、著作権法上での例外を除き禁じられています。本書を複写される場合は、事前に許諾を受けてください。また、本書をスキャンしてPDF化するなどの電子化は、私的使用に限り著作権法上認められていますが、代行業者等の第三者による電子データ化および書籍化は、いかなる場合も認められていません。

●万一、落丁・乱丁などの不良品がございましたら、「制作部」あてにお送りください。送料小社負担にて良品とお取り替えいたします（制作部　☎0120-87-1174）。

検印省略（定価はカバーに表示してあります）
ISBN978-4-7965-2521-3
©Yukio Nishiguchi, Satoshi Shiraishi, Kayoko Morisaka/2020/Printed in Japan